河南省护理学会组织编写
健康中国·跟我学护理·全媒体科普丛书
总主编 宋葆云 孙 花

耳鼻喉健康顾问

ER BI HOU JIANKANG GUWEN

主编 王云霞
　　　阎 妍

郑州大学出版社
郑 州

图书在版编目(CIP)数据

耳鼻喉健康顾问/王云霞,阎妍主编. —郑州:郑州大学出版社,2020.9

(健康中国·跟我学护理·全媒体科普丛书/宋葆云,孙花主编)

ISBN 978-7-5645-7235-8

Ⅰ.①耳… Ⅱ.①王…②阎… Ⅲ.①耳鼻咽喉病-防治-普及读物 Ⅳ.①R76-49

中国版本图书馆 CIP 数据核字(2020)第 160362 号

郑州大学出版社出版发行
郑州市大学路 40 号　　　　　　邮政编码:450052
出版人:孙保营　　　　　　　　 发行电话:0371-66966070
全国新华书店经销
河南文华印务有限公司印制
开本:710 mm×1 010 mm　1/16
印张:8.25
字数:110 千字
版次:2020 年 9 月第 1 版　　　　印次:2020 年 9 月第 1 次印刷

书号:ISBN 978-7-5645-7235-8　　定价:33.00 元

本书如有印装质量问题,请向本社调换

健康中国·跟我学护理·全媒体科普丛书

作者名单

丛书编写委员会

主　审　王　伟
总主编　宋葆云　孙　花
编　委　（以姓氏首字笔画为序）

于江琪　王　伟　王云霞　牛红艳
方慧玲　田　胜　冯英璞　兰　红
兰云霞　邢林波　成巧梅　刘　姝
刘延锦　孙　花　孙明明　孙淑玲
李秀霞　李拴荣　吴松梅　吴春华
宋葆云　张红梅　张林虹　张玲玲
周诗扬　周彩峰　姜会霞　黄换香

本册编写委员会

主　编　王云霞　阎　妍
副主编　王　莉　李丹丹
编　委　（以姓氏首字笔画为序）

王云霞　王　莉　孙　洁　李丹丹
汪　岳　季培沛　赵晋平　阎　妍
焦静利　鲁丽琴　裴艳琪

视频制作

王云霞　阎　妍　李丹丹　赵晋平

组织单位

河南省护理学会
河南省护理学会健康教育专业委员会

创作、协作单位

郑州大学第一附属医院
河南科技大学第二附属医院

出版说明

健康是人的基本权利,是家庭幸福的基础,是社会和谐的象征,是国家文明的标志。党和国家把人民群众的健康放在优先发展的战略地位,提出"健康中国"战略目标,强调为人民群众提供公平可及的全方位、全周期的健康服务。这就要求护理人员顺应时代和人民群众的健康需求,以健康科普为切入点,加速促进护理服务从"以治疗为中心"转向"以健康为中心",精准对接人民群众全生命周期的健康科普、疾病预防、慢性病管理、老年养护等服务领域,为人民群众提供喜闻乐见的优秀护理科普作品,不断提高人民群众的健康素养及防病能力。这是时代赋予护理工作者神圣的使命和义不容辞的职责。

河南省护理学会健康教育专业委员会组织百余名护理专家,深耕细作,历时两年,编写这套"健康中国·跟我学护理·全媒体科普丛书",其作者大多是临床经验丰富的护理部主任、三级医院的护士长、科普经验丰富的优秀护师、护理学科的带头人。她们把多年的护理经验和对护理知识的深刻理解,转化为普通百姓最为关心、最需要了解的健康知识和护理知识点,采用"一问一答"的形式,全面解答了各个专科的常见病、多发病、慢性病的预防知识、安全用药、紧急救护、康复锻炼、自我管理过程中的护理问题。同时,对各个学科最新的检查和治疗方法做了介绍,以帮助和指导患者及其家属正确理解、选择、接纳医生的治疗建议。本丛书图文并茂,通俗易懂,紧跟时代需求,融入微视频,扫码可以观看讲解,通过手机可以分享,丰富了科普书创作形式,提升了科普作品的传播功能。丛书共有16个分册,3 000多个问题,800多个微视频,凝聚了众多护理专家的心血和智慧。

衷心希望,我们在繁忙的工作之余总结汇编的这些宝贵的护理经验能给广大读者更多的健康帮助和支持。让我们一起为自己、家人和人民群众的健康而努力。同时,也希望这套丛书能成为新入职护理人员、医护实习人员、基层医护人员和非专科护理人员开展健康科普的参考用书。让我们牢记医者使命,担当医者责任,弘扬健康理念,传播健康知识,提升全民健康素养,为健康中国而努力。

在此,特别感谢中华护理学会理事长吴欣娟教授为丛书作序。向参加丛书编写的所有护理专家团队及工作人员表示衷心的感谢,向河南省护理学会各位领导及健康教育专业委员会各位同仁给予的支持致以诚挚的谢意。衷心地感谢协作单位及制作视频的护理同仁为此工程付出的辛苦努力!

河南省护理学会健康教育专业委员会
2019 年 5 月

序

现代护理学赋予护士的根本任务是"促进健康,预防疾病,恢复健康,减轻痛苦"。通过护理干预手段将健康理念和健康知识普及更广泛的人群,促使人们自觉地采取有利于健康的行为,改善、维持和促进人类健康,是一代又一代护理人探索和努力的方向。

河南省护理学会组织百余名护理专家,深耕细作,历时两年,编写这套"健康中国·跟我学护理·全媒体科普丛书"。本套丛书共有16个分册,3 000多个问题,800多个微视频,全景式地解答了公众最为关心、最需要了解的健康问题和护理问题。丛书图文并茂,通俗易懂,采用"一问一答"的方式为广大读者答疑解惑,悉心可触,匠心可叹。丛书融入了生动的微视频,可以扫码收看讲解,可谓是一部可移动的"超级护理宝典",是全媒体时代创新传播的成功典范。

健康科普读物带给人们的不仅仅是健康的知识,更能让人们在阅读中潜移默化地建立起科学的健康行为方式,这是我们赋予健康科普书籍的最终意义。愿这套护理科普丛书的出版,能够为全国400多万护理同仁开启健康科普和科普创作的新征程,不忘初心,不负使命,聚集力量,加速护理服务精准对接人民群众全生命周期的健康科普、疾病预防、慢病管理、老年养护等服务领域需求,让健康科普成为常态化的护理行动,使其在护理工作中落地生根,让护士真正成为健康科普及健康促进的倡导者和践行者,为中国梦和人类的健康做出新的贡献!

在此,我谨代表中华护理学会向参加丛书编写的护理专家团队及工作人员表示衷心的感谢!向河南省医学会秘书长王伟对丛书编审工作给予的大力支持和专业指导致以诚挚谢意!

中华护理学会理事长 吴欣娟

2019年5月

前 言

随着人们生活水平日益提高,对于健康的追求也越来越重视。耳鼻喉疾病是威胁人类健康的常见病、多发病,如果得不到及时有效的治疗和正确的护理,还可能引发各种严重的并发症,甚至危及生命。为了普及耳鼻喉健康知识,让更多的人做到有效地预防耳鼻喉相关疾病,我们编写了《耳鼻喉健康顾问》。

本书作为"健康中国·跟我学护理·全媒体科普丛书"的一个分册,按照丛书的整体要求,以普及耳鼻喉常见病、多发病的基础知识、预防措施、急救方法、日常护理与自我管理为框架,选取了多种耳鼻喉科常见疾病健康知识为重点,插入视频进行详细讲解,读者在学习疾病预防知识的同时,还能够学习到正确有效和切实可行的护理方法,以减少耳鼻喉疾病带来的生理和心理上的困扰。本书专业科学,通俗易懂,是广大读者特别是耳鼻喉疾病患者及其家属贴心的耳鼻喉健康顾问。

本书在编写过程中,得到了河南省护理学会领导及健康教育分会护理同仁的帮助和支持,在此深表感谢!在本书的编写过程中,我们参阅了国内大量相关文献,在此我们也深表感谢!由于时间及水平有限,书中难免有疏漏之处,敬请广大读者批评指正。

编者

目 录

一、耳健康 ………………………………………… 1
  (一) 正确认识与保护耳朵 ……………………… 1
    1. 耳朵有哪些结构与功能? ………………… 1
    2. 哪些原因可引起儿童听力异常? ………… 2
    3. 成年人听力异常的原因有哪些? ………… 3
    4. 经常掏耳朵有哪些危害? ………………… 4
    5. 如何保护我们的耳朵? …………………… 4
  (二) 小儿急性中耳炎 …………………………… 6
    1. 急性中耳炎为什么好发于婴幼儿? ……… 7
    2. 急性中耳炎的典型症状有哪些? ………… 7
    3. 小儿急性中耳炎有哪些治疗方法? ……… 8
    4. 怎样让孩子远离急性中耳炎? …………… 8
    5. 中医有哪些方法预防小儿急性中耳炎? …
      …………………………………………………… 8
    6. 为孩子滴耳时有哪些注意事项? ………… 9
    7. 在家怎样护理急性中耳炎患儿? ………… 9
  (三) 正确认识耳鸣 ……………………………… 10
    1. 耳鸣有哪些类型? ………………………… 10
    2. 耳鸣常见的病因有哪些? ………………… 11
    3. 耳鸣会导致耳聋吗? ……………………… 11
    4. 耳鸣有哪些治疗方法? …………………… 11
    5. 耳鸣患者的日常注意事项有哪些? ……… 13
    6. 耳鸣患者的居家护理有哪些? …………… 13
  (四) 突发性耳聋 ………………………………… 14
    1. 为什么会出现突发性耳聋? ……………… 14
    2. 突发性耳聋伴有哪些症状? ……………… 14
    3. 发现耳聋后该怎么办? …………………… 15

  4. 突发性聋有哪些治疗方法? ………………………… 15
  5. 怎样护理突发性耳聋患者? ………………………… 17
  6. 怎样预防突发性耳聋? ……………………………… 17
 (五)分泌性中耳炎 ……………………………………… 18
  1. 为什么会发生分泌性中耳炎? …………………… 18
  2. 分泌性中耳炎有哪些分类? ……………………… 19
  3. 分泌性中耳炎有哪些症状? ……………………… 19
  4. 分泌性中耳炎有哪些治疗方法? ………………… 20
  5. 分泌性中耳炎患者的手术前后如何护理? ……… 21
  6. 怎样预防分泌性中耳炎? ………………………… 22
 (六)急性化脓性中耳炎 ………………………………… 23
  1. 急性化脓性中耳炎的常见症状有哪些? ………… 23
  2. 急性化脓性中耳炎的感染途径有哪些? ………… 23
  3. 急性化脓性中耳炎怎样治疗? …………………… 24
  4. 急性化脓性中耳炎的护理要点有哪些? ………… 24
  5. 如何预防急性化脓性中耳炎? …………………… 24
 (七)外耳道异物 ………………………………………… 25
  1. 外耳道异物有哪些分类? ………………………… 26
  2. 外耳道异物有哪些症状? ………………………… 26
  3. 外耳道异物如何治疗? …………………………… 26
  4. 外耳道存在异物有哪些危害? …………………… 28
  5. 怎样护理外耳道异物? …………………………… 28
 (八)真菌性外耳道炎 …………………………………… 29
  1. 引起真菌性外耳道炎的原因有哪些? …………… 29
  2. 真菌性外耳道炎有哪些症状? …………………… 29
  3. 真菌性外耳道炎如何治疗? ……………………… 29
  4. 真菌性外耳道炎患者的护理有哪些? …………… 30
 (九)认识耳朵里的胆脂瘤 ……………………………… 30
  1. 胆脂瘤有哪些危害? ……………………………… 30
  2. 怎样鉴别胆脂瘤? ………………………………… 31
  3. 胆脂瘤如何治疗? ………………………………… 31
  4. 怎样预防胆脂瘤的复发? ………………………… 32

5. 胆脂瘤患者手术前后的护理有哪些? ………………………… 32

(十)耳前瘘管 …………………………………………………… 33
1. 发现耳前瘘管怎么办? ……………………………………… 33
2. 耳前瘘管需要手术治疗吗? ………………………………… 34
3. 耳前瘘管如果出现感染怎么办? …………………………… 34
4. 耳前瘘管的手术前后有哪些护理要点? …………………… 34
5. 怎样预防耳前瘘管感染? …………………………………… 35

(十一)梅尼埃病 ………………………………………………… 36
1. 膜迷路是什么?它在哪里? ………………………………… 36
2. 为什么会发生梅尼埃病呢? ………………………………… 36
3. 梅尼埃病有哪些症状? ……………………………………… 36
4. 梅尼埃病能治好吗? ………………………………………… 37
5. 梅尼埃病患者日常应该注意什么? ………………………… 37
6. 怎样进行内耳前庭功能训练? ……………………………… 38

(十二)正确滴耳 ………………………………………………… 38
1. 什么情况下需要滴耳呢? …………………………………… 39
2. 怎样正确滴耳? ……………………………………………… 39
3. 常用的滴耳药有哪些? ……………………………………… 40
4. 怎样正确使用滴耳药物? …………………………………… 40

(十三)正确进行外耳道涂药 …………………………………… 41
1. 外耳道涂药的注意事项有哪些? …………………………… 41
2. 怎样进行外耳道涂药? ……………………………………… 41

(十四)关于新生儿听力筛查 …………………………………… 42
1. 听力筛查未通过该怎么办? ………………………………… 42
2. 新生儿永久性听力丧失该怎么办? ………………………… 43
3. 人工耳蜗是什么? …………………………………………… 43
4. 人工耳蜗和助听器有什么区别? …………………………… 43

(十五)正确验配助听器 ………………………………………… 44
1. 助听器验配有哪些注意事项? ……………………………… 44
2. 助听器会越戴越聋吗? ……………………………………… 44
3. 助听器如何清洁与保养? …………………………………… 45
4. 助听器的验配过程是什么? ………………………………… 45

5. 配戴助听器患者的日常护理有哪些? 45
二、鼻健康
(一) 鼻出血的防治 47
1. 为什么会发生鼻出血? 47
2. 鼻出血常见的部位有哪些? 48
3. 鼻出血如何治疗? 48
4. 鼻出血患者日常有哪些注意事项? 49
5. 如何预防鼻出血? 50
6. 鼻出血时怎样正确止血? 50
(二) 变应性鼻炎 51
1. 变应性鼻炎的病因有哪些? 52
2. 变应性鼻炎的典型症状有哪些? 52
3. 变应性鼻炎的并发症有哪些? 52
4. 变应性鼻炎的一般治疗方法有哪些? 53
5. 变应性鼻炎的护理要点有哪些? 53
6. 变应性鼻炎的预防措施有哪些? 54
7. 变应性鼻炎的居家护理有哪些? 55
(三) 认识鼻窦炎 56
1. 我们每个人有几个鼻窦?都长在鼻子上吗? 56
2. 发生鼻窦炎的原因有哪些? 56
3. 鼻窦炎有哪些症状? 57
4. 鼻窦炎的分类有几种? 58
5. 鼻窦炎能治好吗? 58
6. 上颌窦穿刺冲洗如何配合? 58
7. 怎样预防鼻窦炎? 59
8. 如何正确鼻腔滴药? 59
(四) 防止鼻腔异物 59
1. 鼻腔异物有哪几类? 59
2. 发生鼻腔异物的原因有哪些? 60
3. 鼻腔异物有哪些症状? 60
4. 发现孩子鼻腔有异物,该怎么办? 61
5. 鼻腔异物的护理要点有哪些? 61

6. 如何预防小儿鼻腔异物? ... 61

(五) 鼻骨骨折 ... 62
 1. 鼻骨骨折有哪些症状? ... 62
 2. 发生鼻骨骨折时怎么办? ... 63
 3. 针对鼻骨骨折的护理要点有哪些? ... 63
 4. 鼻骨骨折复位术后患者的护理有哪些? ... 64

(六) 正确认识脑脊液鼻漏 ... 65
 1. 什么是脑脊液鼻漏? ... 65
 2. 脑脊液鼻漏发生的常见原因有哪些? ... 65
 3. 脑脊液鼻漏有哪些临床表现? ... 65
 4. 脑脊液鼻漏怎样治疗? ... 66
 5. 怎样护理脑脊液鼻漏的患者? ... 66

(七) 了解鼻负压置换治疗 ... 67
 1. 什么是鼻负压置换治疗? ... 67
 2. 鼻负压置换治疗需要准备哪些用物? ... 67
 3. 如何进行鼻腔冲洗和鼻负压置换治疗? ... 68
 4. 鼻负压置换治疗有哪些注意事项? ... 68

(八) 了解鼻内窥镜检查 ... 69
 1. 什么是鼻内窥镜检查? ... 69
 2. 鼻内窥镜检查有哪些优点呢? ... 69
 3. 为什么要做鼻内窥镜检查? ... 69
 4. 鼻内窥镜检查有哪些适应证? ... 70
 5. 鼻内窥镜检查有哪些禁忌证? ... 70
 6. 如何配合鼻内窥镜检查? ... 70

三、喉健康 ... 72

(一) 关注"打呼噜" ... 72
 1. 引起打鼾的原因有哪些? ... 72
 2. 打鼾有哪些临床症状? ... 73
 3. 打鼾会引起哪些并发症? ... 73
 4. 打鼾应该做哪些检查? ... 73
 5. 打鼾的治疗方法有哪些? ... 74
 6. 怎样预防打鼾? ... 75

(二) 宝宝睡觉打鼾不容忽视 75
1. 宝宝为什么会睡觉打鼾呢？ 75
2. 腺样体肥大和扁桃体肥大有哪些症状？ 76
3. 小儿腺样体肥大和扁桃体肥大一定要手术吗？ 77
4. 如何缓解宝宝打鼾的症状？ 77
5. 宝宝睡觉时打鼾该怎么办？ 78

(三) 小儿气道异物 78
1. 常见的气道异物有哪些？ 79
2. 为什么儿童容易发生气道异物？ 79
3. 发生气道异物时会出现哪些症状？ 79
4. 小儿气道异物的护理要点有哪些？ 80
5. 怎样预防小儿气道异物？ 80
6. 宝宝发生气道异物该怎样急救？ 81

(四) 预防食管异物 83
1. 引起食管异物的原因有哪些？ 83
2. 食管异物有哪些症状？ 84
3. 食管异物有哪些并发症？ 84
4. 食管异物如何治疗？ 85
5. 食管镜检查的注意事项有哪些？ 85
6. 怎样预防食管异物的发生？ 86
7. 发生食管异物该怎么办？ 86

(五) 慢性咽炎的居家护理 86
1. 引起慢性咽炎的原因有哪些？ 87
2. 慢性咽炎有哪些类型？ 87
3. 慢性咽炎有哪些症状？ 88
4. 怎样治疗慢性咽炎？ 88
5. 慢性咽炎的居家护理有哪些？ 88

(六) 喉痉挛 89
1. 喉痉挛发作的原因有哪些？ 89
2. 喉痉挛发作时有哪些症状？ 90
3. 喉痉挛有哪些治疗方法？ 90
4. 怎样预防喉痉挛？ 91

5.突发喉痉挛时如何自救? ………………………………… 91

(七)了解急性会厌炎 …………………………………………… 92
1.什么是急性会厌炎? …………………………………… 92
2.为什么会发生急性会厌炎? …………………………… 93
3.急性会厌炎有哪些症状? ……………………………… 94
4.急性会厌炎如何治疗? ………………………………… 94
5.如何预防急性会厌炎? ………………………………… 95
6.急性会厌炎有哪些护理要点? ………………………… 96

(八)小儿急性喉炎不容小觑 …………………………………… 96
1.小儿为什么容易发生急性喉炎? ……………………… 97
2.小儿急性喉炎为什么比成人严重? …………………… 97
3.小儿急性喉炎有哪些临床表现? ……………………… 97
4.小儿急性喉炎如何治疗? ……………………………… 98
5.怎样预防小儿急性喉炎? ……………………………… 98
6.怎样护理急性喉炎患儿? ……………………………… 98

(九)声带小结 …………………………………………………… 99
1.什么是声带小结? ……………………………………… 99
2.引起声带小结的原因有哪些? ………………………… 100
3.声带小结有哪些症状? ………………………………… 100
4.声带小结如何治疗? …………………………………… 101
5.如何预防声带小结? …………………………………… 101
6.如何保护嗓子? ………………………………………… 102

(十)了解声带白斑 …………………………………………… 102
1.声带白斑是什么原因引起的? ………………………… 103
2.声带白斑有哪些症状? ………………………………… 103
3.声带白斑需要手术吗? ………………………………… 103
4.声带白斑会癌变吗? …………………………………… 104
5.声带白斑如何治疗? …………………………………… 104
6.声带白斑术后的护理有哪些? ………………………… 104

(十一)正确进行雾化吸入 …………………………………… 104
1.雾化吸入目的是什么? ………………………………… 105
2.雾化吸入需准备哪些用物? …………………………… 105

3.雾化吸入的常用药物有哪些? ………………………… 105
4.怎样正确进行雾化吸入? ……………………………… 105

(十二)气管套管的护理 …………………………………… 106
1.什么是气管套管?气管套管有哪些作用? …………… 106
2.气管套管需要更换吗? ………………………………… 106
3.怎样取出气管内套管?在家如何清洗与消毒? ……… 107
4.如何正确安装气管内套管? …………………………… 107
5.带气管套管的患者如何正确排痰? …………………… 107
6.气管切开术后患者如何进行居家护理? ……………… 108
7.气管套管置入后可能遇到哪些紧急情况?如何处理? ……
  …………………………………………………………… 109

参考文献 ……………………………………………………… 110

一、耳健康

（一）正确认识与保护耳朵

人的两耳不仅衬托美化面部，而且还有着非常重要的听觉和位觉功能。耳是接受声音刺激的听觉器官，同时，其内耳的前庭和半规管部分，又属于人体的平衡器官。外耳起集音作用、中耳起传音作用、内耳有感音作用。所以，耳的任何部位有病变，都可能影响听觉功能。下面我们就来认识一下自己的耳朵吧。

1. 耳朵有哪些结构与功能？

耳朵是听觉和平衡觉的外周器官，按其解剖结构可分为外耳、中耳与内耳三部分。从听觉的角度来看，外耳和中耳具有传导声音的作用，故又合称为导音系，内耳有听觉和平衡觉的感受装置。

（1）外耳　外耳包括耳郭和外耳道，主要作用是收集声音和传导声音；双耳郭协同作用，能够辅助定位声源位置。

（2）中耳　中耳介于内耳和外耳之间，包括鼓室、咽鼓管、鼓窦及乳突四部分，主要功能是将外界的声音传递到内耳。

（3）内耳　又称迷路，内含听觉及位觉感受装置，主要有听器，内、外淋巴液和听神经末梢等。主要作用是传导声音、感受声音和处理声音。耳的解剖结构见图1。

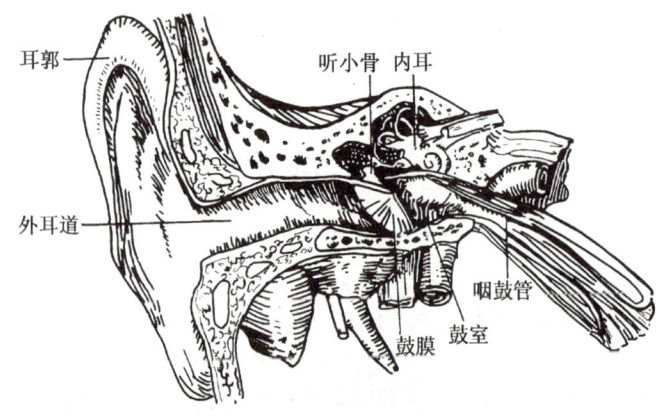

图1 耳解剖结构

2. 哪些原因可引起儿童听力异常?

据最新统计,我国目前有将近 200 万人患有听力障碍,其中儿童约占 50%,所以,听力保健要从娃娃抓起。儿童听力损伤的主要原因有以下 6 种,家长应予以充分重视。

(1)掏耳损伤 当孩子叫嚷耳朵痒时,有些父母会信手取来发夹、短木棒、未消毒的棉签等,甚至直接用纤长的手指甲,在孩子耳朵里盲目掏挖。这时,只要稍有疏忽或不慎被他人碰撞,极易戳破孩子耳道深处薄薄的鼓膜(鼓膜厚度仅 0.1 毫米左右),造成鼓膜破裂、穿孔。不仅能引起耳痛、出血,还会导致外耳与中耳腔直接相通,细菌就会乘虚而入,引起感染。鼓膜参与声音传导,若鼓膜穿孔可直接影响听力。

(2)中耳炎 由于幼儿咽鼓管短、粗、直的解剖结构特点,幼儿在积食、伤风感冒,以平、仰卧位吮吸母乳或恶心呕吐时,常常会引起中耳腔的细菌感染,发生急性化脓性中耳炎。当中耳腔内脓液不断增多时,孩子会因耳痛加剧而哭闹,中耳腔内脓液增多、压力增高,还会引起鼓膜穿孔、破裂。如果不及时就医或治疗不彻底,可导致慢性化脓性中耳炎。如鼓膜不断遭到破坏,穿孔越来越大,对听力的影响也会日趋严重。

（3）药物中毒　孩子患伤风感冒、头痛、发热时，如果盲目给孩子注射链霉素、庆大霉素等耳毒性药物，会对听神经造成毒副作用，导致听力明显下降，甚至耳聋。如果病情发生在孩子学说话之前，孩子就可能变成聋哑人。据统计，因使用这类药物引起的耳聋，占药物性耳聋的97%，因此，应尽量避免使用这些耳毒性药物。

（4）耳外伤　耳外伤可造成鼓膜破裂、穿孔，直接导致听力减退。耳外伤原因：①孩子淘气时，有些父母盛怒之下，打孩子耳光；②喜庆节日，燃放的鞭炮突然在孩子耳边爆炸，巨大气浪直冲耳道内鼓膜；③游泳时，孩子一侧耳朵先撞击水面等。

（5）噪声损伤　有些孩子在收看电视或听音乐时，往往喜欢把声音开的很大，殊不知，长时间接触高分贝的噪声，会对内耳听觉器官的神经末梢造成不良刺激，对听力的损伤也很大。

（6）耳周病变　耳朵周围邻近器官的病变，如鼻炎、鼻窦炎、扁桃体炎等，有时也涉及中耳腔，从而引起听力减退。

3.成年人听力异常的原因有哪些？

成年人耳病以慢性化脓性中耳炎最为多见，尤其是在湿热多雨的南方，人们接触污水的机会增多，湿度较大也容易引起细菌滋生，所以发病率比较高。

多数患者都有急性中耳炎病史，且常常治疗不及时或不彻底。此病轻微时只影响听力，严重时可同时引起眩晕、面神经麻痹甚至颅内并发症，如脑膜炎、脑脓肿等，危及生命。因此要早发现、早诊断、早治疗，以改善听力、预防并发症发生。

青壮年近年来则以突发性耳聋多见，突发性耳聋病因尚不明确，但多与疲劳、噪声等因素有关。预防上要注意劳逸结合，张弛有度，远离噪声，等等。治疗上更要及时，拖延治疗会直接影响其疗效，甚至遗留不可恢复的耳鸣和耳聋。

老年人则仍然以老年性耳聋多见，是伴随着年龄增大，而出现的全身系统退行性病变导致的耳聋;此外,老年人大多伴有影响听力的全身性疾病,如高血压、动脉硬化、糖尿病、高脂血症等。影响听力的因素还有很多,如外伤、肿瘤等。

4. 经常掏耳朵有哪些危害?

掏耳朵有哪些危害

耳朵拥有自己的生态环境和正常菌群,外耳道耵聍对外耳道皮肤有一定的保护作用,因为它是一种弱酸性物质,可散发小虫子不喜欢的气味,有阻止小虫飞入、保护外耳的作用。一般来说,外耳道积有少量耵聍其实是有益的。所以,不要经常掏耳,经常掏耳有以下危害。

(1)自行掏耳时不仅容易将致病菌带入外耳道,还可引起耳朵内部的损伤。如果菌群受到干扰,细菌平衡被改变,就可能造成细菌感染。不清洁的掏耳,还容易将霉菌带入外耳道,使外耳道奇痒难忍。如果霉菌生长在鼓膜上,还可引起听力减弱及耳鸣。自行掏耳容易损伤外耳道皮肤。因为外耳道皮肤较薄,与软骨膜连接比较紧密,并且其皮下组织少、血液循环差。如果掏耳用力不当,很容易造成外耳道损伤,引发局部感染,进而形成疖肿,引起耳部疼痛,严重者还可致听力下降。

(2)经常自行掏耳,可造成外耳道皮肤角质层肿胀、阻塞毛囊,有利于细菌生长,导致外耳道奇痒、有黄色水样分泌物流出。

(3)经常自行掏耳,可使外耳道皮肤长期慢性充血,刺激耵聍腺分泌,造成耳屎增多。

(4)经常自行掏耳,可引起外耳道慢性损伤,诱发外耳道乳头状瘤。

(5)自行掏耳如果损伤鼓膜,还可引起中耳炎,严重影响听力。

5. 如何保护我们的耳朵?

如何保护我们的耳朵

如何保护我们的耳朵呢?要从以下几个方面来注意保护我们的耳朵。

(1)防止冻伤及外伤　耳郭暴露于头颅两侧,除耳垂外均为可动软骨及皮肤构成,血供不良。冬春季节及寒冷地区容易发生耳郭冻伤,应注意保暖。打架斗殴、车祸等意外伤害造成的鼓膜穿孔,禁止进行外耳道冲洗或滴药,根据情况可观察,也可内服消炎药。囊肿穿刺或扎耳洞时,一定要严格消毒,以免发生软骨骨膜炎。

(2)纠正掏耳不良习惯 生活中很多人养成了经常用发夹、指甲、未消毒的棉签等掏耳朵的习惯,觉得这样很舒服,却不知其害处很多。因为这样很容易损伤外耳道皮肤,把细菌带进耳道引发疾病。

(3)防止蚊蝇昆虫入耳 夏天是蚊蝇昆虫肆虐时期,注意防止蚊蝇昆虫误入外耳道。一旦发生昆虫误入外耳道,可用油类或麻醉药物滴耳,使其窒息死亡,然后再取出,并根据病情进行治疗,以免感染引起炎症及耳聋。

(4)防止外耳道进水 游泳时,如果外耳道进水,可将头偏向一侧,用手指牵拉耳郭,水可自动流出。游泳时嬉戏、跳水或潜水时,如果鼻腔进水发生呛咳,经咽鼓管进入中耳腔,也容易引起中耳炎。

(5)防止婴幼儿呛咳 婴幼儿的咽鼓管短、粗、直且位置低。所以,给婴幼儿喂奶饮水时,不能操之过急,头位不要过低。否则,易发生呛咳,导致分泌物和奶液经咽鼓管进入中耳腔,极易引起中耳感染,日后影响听力。

(6)防止噪声及爆震性耳聋 如果长期在噪声环境中(噪声大于85分贝)工作,可导致感音神经性耳聋。爆震声巨大,大气压剧变时,可引起内耳损害或造成耳聋。预防方法如下:①降低声源强度,远距离或在隔间外操作。②有条件者使用消声器、排音器和吸音器。③还可配戴耳塞,减少在噪声环境中的工作时间等。

(7)预防药物毒性耳聋 目前得知的能致耳聋的药物及化学物质,至少有90余种。药物毒性耳聋如能早期发现,经过积极治疗,尚能恢复听力。治疗时要仔细观察对听力的影响,或到医院进行听力检测。而对于婴幼儿,则应禁用或慎用此类药物。

(8)对于老年性耳聋　要注意多运动,低脂肪、低热量饮食,补充必需微量元素以求延缓耳聋的发生,积极治疗原发病。佩戴助听器,也是主要的干预手段。当然,有条件或耳聋严重、助听器应用效果不佳者,还可植入人工耳蜗。

(9)自我预防　养成良好的生活饮食习惯,避免烟酒及辛辣食物刺激,减少熬夜,劳逸结合,经常锻炼身体,增强抵抗力及免疫力,防止上呼吸道感染的发生。

耳的听觉功能,对于人类认识社会、改造自然有着非常重要的作用,通过语言声音彼此互相往来、交流思想、协调工作、共同生活。听觉系统还具有判别响度、音调和音质的本领。人们在日常生活中的运动等,是内耳的平衡在起重要作用。既然耳朵有这么重要的生理功能,我们就要注意爱护和保护我们的耳朵。只要我们保持积极乐观的情绪,养成健康的饮食和生活习惯,及时发现和治疗导致听力下降的疾病,采取积极有效的干预手段,我们就可以享有健康的听力,以及利用健康的听力,去享受自然界和人类社会,各种各样美妙动听的声音。

(王云霞　李丹丹　阎　妍)

(二)小儿急性中耳炎

中耳炎是中耳黏膜性疾病,小儿急性中耳炎,是上呼吸道感染较为常见的并发症之一,据报道显示,约90.32%的儿童在学龄前都曾患急性中耳炎。上呼吸道感染引发的急性中耳炎,主要临床症状是疼痛、发热及传导型听力缺失。儿童时期是语言发育的重要阶段,听力缺失将直接导致儿童获得性语言发育迟缓,进而影响儿童的认知能力,导致发育障碍。

1. 急性中耳炎为什么好发于婴幼儿？

急性中耳炎是最常见的儿童感染性疾病，是上呼吸道感染常见的并发症。如果小儿急性上呼吸道感染未得到及时有效的控制，导致细菌向患儿中耳腔扩散，就会引发急性中耳炎。

由于儿童机体抵抗力低下，咽鼓管发育尚未完善，加之鼻咽部的增殖体较大，如若有一处遭遇感染，很容易连累其他器官感染、肿胀或堵塞，也会导致急性中耳炎。

一些不当的生活方式，也容易引发小儿急性中耳炎。如妈妈取平卧位给宝宝喂奶时，很容易造成宝宝呛奶，如果奶液进入中耳，极易诱发中耳炎；宝宝感冒鼻塞、流涕时，若擤鼻用力过度，也容易导致鼻腔分泌物被挤入咽鼓管或中耳腔内，从而引起急性中耳炎；家长给宝宝掏挖耳垢不当，损伤外耳道黏膜或鼓膜引发感染，也容易导致中耳炎。

2. 急性中耳炎的典型症状有哪些？

宝宝患有急性中耳炎时，常常表现为阵发性耳痛，耳朵的剧烈疼痛，可导致宝宝突然变得很烦躁和大声哭闹，严重时不肯吃东西也不愿入睡。年纪较小的宝宝不会表达，通常会用手不停地抓耳朵或左右摇头。

急性中耳炎，当鼓膜穿孔时，宝宝的中耳内会有黄色或白色的分泌物流出，中耳炎反复发作会使鼓膜穿孔增大、中耳粘连硬化，使听力进一步下降，宝宝出现反应迟钝等表现。如不及时治疗，会发展为慢性中耳炎，若长期迁延不愈，会导致宝宝出现更难医治的混合型耳聋。

急性中耳炎还会引起宝宝出现莫名其妙的发热，并且服用退热药物后，仍不能退热。急性中耳炎严重时，脓液可向颅内蔓延，使头部受到侵蚀，导致化脓性脑膜炎等严重并发症，甚至危及宝宝生命。因此，家长要留心观察宝宝的耳朵，一旦出现异常情况，应及时带宝宝就医，以免引发严重不良后果。

3. 小儿急性中耳炎有哪些治疗方法？

小儿急性中耳炎的临床治疗方法，主要是应用抗生素，在小儿急性上呼吸道感染继发急性中耳炎的治疗中，在应用青霉素抗炎治疗基础上加用呋麻滴鼻液滴鼻治疗，可使患儿体温及鼓室压力有效降低，减轻患儿的耳部症状。一般来说，用药2~3天后，宝宝的耳痛、发热等症状就会有所缓解。但家长一定要坚持按疗程给宝宝用药，以免治疗不当或不彻底，进一步发展为化脓性中耳炎甚至慢性中耳炎。待疗程结束后，家长还需要再带宝宝到医院复查。

4. 怎样让孩子远离急性中耳炎？

注意让孩子防寒保暖，积极预防感冒，以减少急性中耳炎的发生。孩子感冒流涕时，家长不要用力给孩子擤鼻涕，以免鼻腔分泌物进入咽鼓管，引发急性中耳炎。

不要随意给孩子掏挖耳朵，以免引发急性中耳炎。孩子游泳或洗澡后，家长要及时用棉签，吸出耳道中的污水，以免污水进入耳道内引发急性中耳炎。平时让孩子养成侧卧的睡姿，以促进中耳部位黏液的排出，降低急性中耳炎的风险。

妈妈给宝宝喂奶时，最好让宝宝坐起来，或者倾斜体位吃奶，避免横抱，或让宝宝平卧位吃奶，以免乳汁流入鼻咽腔，引发急性中耳炎。

5. 中医有哪些方法预防小儿急性中耳炎？

例：穴位按摩——耳前三穴（图2）。

取穴方法：张口时，耳朵前面会隆起一个骨性突起，在这个突起的后面、耳的前面则出现一个纵向的凹陷，其中自上而下排列着3个治疗中耳炎的穴位：耳门、听宫、听会。

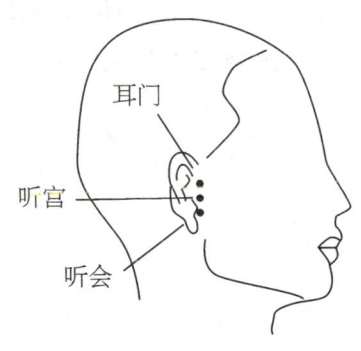

图2 耳前三穴的位置

按摩方法:孩子仰卧位,妈妈在操作的时候,不必拘泥这3个穴位的具体位置,只需要将示指侧立起来,来回擦热这个纵向凹陷,3~5分钟,双耳可同时按摩,亦可两耳交替,每天操作2~3次。

6. 为孩子滴耳时有哪些注意事项?

中耳炎最常用的给药的途径就是给耳朵滴药,孩子患了中耳炎,每天按时给孩子滴耳是必做的事情。滴耳前,需将药物放在手心里加温。先将孩子抱在怀中,使其头偏向一侧坐于自己的一侧腿上,然后把外耳道向下拉直,滴入药液,再用手指轻按压几下孩子的耳屏,帮助药液迅速到达患处。滴药后,让孩子侧卧10~15分钟,等药液彻底渗入组织后,再让孩子起来活动(如果耳内有脓液,应先用3%的过氧化氢溶液清洁耳道,然后再滴药)。

7. 在家怎样护理急性中耳炎患儿?

"妈妈,我这个耳朵痛""妈妈,我这个耳朵听不清楚",患中耳炎对孩子来说是件痛苦的事情。作为家长,了解怎样护理急性中耳炎患儿很重要。

在家怎样护理中耳炎患儿

首先,要正确使用滴耳药物,因为药物从耳滴入,作用直接,效果好、起效快、不良反应小,是中耳炎患儿主要的治疗方法,一定要按医生的要求做好滴耳。

其次,给孩子洗头、洗澡前,可以给孩子戴上洗头帽,以防污水进入耳朵加重感染。随时观察孩子的耳朵,发现有分泌物流出时,应及时进行清理。

孩子患病期间,应注意保持饮食清淡、易消化,以软烂面条或汤、粥为主,避免进食辛辣刺激性食物、炒制的坚果、膨化食品,以及寒凉的食物,以免加重耳部感染。喂奶时斜抱婴儿,以防乳汁反流入中耳。积极预防感冒,降低小儿上呼吸道感染的概率。

(王云霞 李丹丹 孙 洁)

(三)正确认识耳鸣

耳鸣是在没有外源性的声或电刺激的情况下出现的一种声音感觉,耳鸣是一种常见的症状,而不是一种独立的疾病。耳鸣病因复杂,机制不明,主要表现为在外界没有声源时,耳内或头部产生声音的主观感受。临床上它既是许多疾病的伴发症状,也是一些严重疾病的首发症状,如听神经瘤。耳鸣可以短暂或持续性存在,严重的耳鸣,可以扰得人一刻不得安宁,令人十分紧张、万分焦虑。如果是短暂性的耳鸣,一般是生理现象,不必过分紧张,也不要过分关注。如果是持续性耳鸣,尤其是当伴有耳聋、眩晕、头痛等其他症状时,就应引起重视。下面我们就来认识一下耳鸣。

临床上耳鸣的表现是多种多样的,如嗡嗡声、嘶嘶声、蝉鸣声等。可以是单侧耳鸣、也可以是双侧耳鸣或颅鸣。

1. 耳鸣有哪些类型?

耳鸣有3种分类方法,根据耳鸣患者感受分类、根据耳鸣病程长短分类、根据耳鸣产生的症状分类,分别介绍如下。

(1)根据耳鸣患者感受分类 ①客观性耳鸣:又称为他觉性耳鸣,是一种自己与他人都能听到的耳鸣。此种病例很少见,耳鸣可表现为有节律的马蹄声、钟摆声或其他无节律杂音。引起他觉性耳鸣的原因有颅内及颈部的动静脉瘘或动脉瘤,产生与脉搏一致的搏动性耳鸣。此外如有软腭、听小骨痉挛、咽鼓管异常开放等也可能引起耳鸣。②主观性耳鸣:又称自觉性耳鸣,是只有患者自己能感受到耳鸣,可为一侧耳鸣,也可为双侧耳鸣。主观性耳鸣的性质多种多样,可呈铃声、嗡嗡声、哨声、汽笛声、虫鸣声等。主观性耳鸣的病因也有很多,常见的病因有外耳道炎症、耵聍异物、肿瘤阻塞、中耳炎、鼓室内病变、耳硬化症、梅尼埃病、耳毒性药物中毒、精神神经系统疾病、甲状腺疾病、内分泌系统疾病等。

(2)根据耳鸣病程长短分类 ①急性:发病3个月以内。②亚急性：发病3～6个月。③慢性：发病时间>6个月。

（3）根据耳鸣产生的症状分类　①代偿性耳鸣：耳鸣较轻，患者能够耐受，不需要进行特殊治疗。②失代偿性耳鸣：耳鸣较重，患者无法忍受，需要积极治疗，降低耳鸣的响度。

2. 耳鸣常见的病因有哪些？

外耳道耵聍栓塞、异物、疖肿和肿瘤等都是耳鸣的常见原因。咽鼓管病变、急慢性中耳炎、肿瘤、鼓室硬化和鼓室内血管病变等也会引起耳鸣。一些内耳病变，如梅尼埃病、突发性耳聋、耳硬化症、耳毒性药物、噪声、感染所致的内耳损伤等也可引起耳鸣。

耳鸣也可由其他系统病变引起，如甲状腺功能减退、糖尿病及头部外伤引起内耳震荡等。大多数耳鸣患者并不能找到明确的病因，但我们知道与耳鸣有关的诱发因素有精神紧张、睡眠质量差、不良的生活习惯、噪声刺激等，这些因素都与耳鸣的产生有关。

3. 耳鸣会导致耳聋吗？

首先，我们需要澄清的是"鸣久必聋"的说法是不科学的。因为耳鸣本身是一种后遗症，它不会引起耳聋，一般是先有听力下降，再有耳鸣。当出现耳鸣时，要首先进行听力检查，排除是否有耳鼻咽喉科疾病，如外耳道耵聍栓塞、分泌性中耳炎、突发性耳聋、听神经瘤等，因其首发症状就有可能是耳鸣。如果耳鸣后有耳聋，是因为患者的听力出现问题，导致的耳聋。

其次，引起耳鸣的原因有很多，既有耳部疾病也有全身疾病，如心血管疾病、糖尿病、脑外伤等，而这些疾病导致耳鸣是因为人体功能出现问题，不一定是耳朵有问题。所以，不能说耳鸣一定会导致耳聋。

4. 耳鸣有哪些治疗方法？

耳鸣的早期治疗非常重要，3～6个月是治疗的关键时期，主要是病因治疗、药物治疗、心理调适、掩蔽治疗及习服疗法。下面我们分别一一讲述。

(1) 病因治疗　是耳鸣的主要治疗方法,积极治疗引起耳鸣的各种原发病。耳鸣既可能独立出现,又可能是许多疾病的伴发症状,我们要尽量从听觉系统、全身各系统、心理等三方面采用排除法寻找耳鸣的病因,避免漏诊,尤其是一些严重的疾病,如听神经瘤、颅内外血管畸形等。

(2) 药物治疗　主要是改善微循环类药、营养神经类药物及安神类的药物。①改善微循环类药,如银杏叶提取物制剂、丹参川芎嗪针等。②营养神经的药物,如鼠神经生长因子、神经节苷脂等。④安神类药物:如百乐眠胶囊、乌灵胶囊等。但需要注意的是,一定要在医生的指导下用药。

(3) 心理咨询和心理调适　分析耳鸣原因和病变情况,消除患者的心理负担,告诉患者要置身于声音充实的环境中,主动接触自然界声音,争取与耳鸣和平共处,如把耳鸣比作火车的轰鸣声、冰箱噪声等,以适应和习惯这些声音,让患者尽力消除耳鸣引起的心理反应,抑制消极情绪,树立治疗信心。

(4) 掩蔽治疗　是目前耳鸣治疗中较为有效的方法,是指耳鸣患者在嘈杂环境中,耳鸣有减轻或消失的现象,耳鸣能被声刺激所掩蔽,是耳鸣很重要的一种病理生理现象。同时,也是一种治疗方法。主要应用耳鸣治疗仪、耳鸣掩蔽器、纯音测听仪或助听器进行治疗。

(5) 习服疗法　又称再训练法,目的是使患者尽快达到对耳鸣的适应和习惯,从而减轻耳鸣程度,消除耳鸣对患者所造成的身心障碍。习服疗法适用于长期、严重的耳鸣患者,主要包括耳鸣不全掩蔽、松弛训练、转移注意力和心理咨询。因为耳鸣并不单单是一种耳部疾病,而是大脑对听觉信号的一种错误处理。所以,患者要长期坚持训练,以达到对耳鸣的适应和习惯的目的。

5.耳鸣患者的日常注意事项有哪些?

首先是要正确认识耳鸣,耳鸣是医学界公认的顽疾,在治疗方面,医生和患者都要有耐心。"没有万能的医生,也没有万能的药物"。目前,在耳鸣的治疗方面,没有特效的药物,医生大多选用改善微循环类药物、营养神经类药物,以及中药安神类药物等。

其次是要有乐观豁达的生活态度,有一部分耳鸣患者有情绪方面的问题,如工作、学习压力大、家庭与社会关系紧张等,导致的情绪不稳定;还有一部分患者是做事太认真、爱较真、爱生气等,导致的情绪问题。这部分患者要正视自己的问题所在,积极改变不健康的生活和工作状态。

另外,如果患者在心理科已经确诊有焦虑、抑郁等症状,应接受心理专科医生的治疗。根据临床观察,这部分患者经心理治疗后,耳鸣症状会得到改善。

6.耳鸣患者的居家护理有哪些?

耳鸣患者一般都是精神比较紧张,又求愈心切,常常表现为焦虑不安。因此,患者首先要冷静下来,了解耳鸣的原因,适当的缓解压力。要重视自己的饮食、用药情况,不要进食辛辣刺激性食物,防止因饮食不当和盲目用药而影响治疗效果。患者要戒除烟、酒,不喝浓茶、咖啡等。保证充足的睡眠,远离噪声和强声,少戴耳机。控制血压,因血压波动可加重耳鸣。避免使用耳毒性药物,如庆大霉素、链霉素等。同时,还要定期到医院复查听力。耳鸣发生变化或耳鸣加重时,更应及时到医院就诊。

耳鸣患者的居家护理

如果耳鸣不影响您的生活和工作,大可不必太在意;如果严重影响您的生活和工作,一定要及时寻求医生的帮助,进行药物治疗。但是相当一部分患者的治疗效果并不理想。耳鸣经药物治疗无效且长期存在的患者,我们建议通过心理咨询、掩蔽治疗、习服治疗等方法进行干预,减少患者对耳鸣的关注度,减轻耳鸣带来的心理反应,并努力争取与耳鸣和平共处。

（阎　妍　李丹丹　孙　洁）

（四）突发性耳聋

突发性耳聋是指72小时内突然发生的,原因不明的严重的感音神经性聋,主要临床表现为单侧听力下降,可伴有耳鸣、耳堵塞感、眩晕、恶心、呕吐等症状。症状病变在耳蜗或蜗后,致病原因不明,可能与内耳循环障碍、病毒感染、内耳压力突变等有关。下面我们就来详细了解一下突发性耳聋。

1. 为什么会出现突发性耳聋?

目前约90%的突发性耳聋病因不明,但据统计该病发病有年轻化趋势,其病因学假说主要包括微循环病变、自身免疫性疾病、病毒感染和心理因素等。虽然解释为突然发生、不明原因引起的耳聋,但万事皆有原因,每位患者可根据自己的情况查找病因。可能为病毒引起的急性耳蜗炎,发病前有无感冒、紧张、劳累、焦虑、熬夜、接触噪声等情况发生。因为这些因素,均可导致体内神经体液调节失去平衡,造成耳部血液循环障碍,发生突发性耳聋。

2. 突发性耳聋伴有哪些症状?

突发性耳聋患者发病前,大多无明显的全身不适感,但多数患者有过度劳累、精神抑郁、焦虑、情绪激动、受凉或感冒病史。患者一般均能回忆发病的准确时间、地点及当时从事的活动,约1/3患者在清晨起床后发病。突发性耳聋患者主要有以下症状。

（1）听力下降　可为首发症状。听力一般在数分钟或数小时内下降至最低点,少数患者听力下降较缓慢,在3天以内才达到最低点。多数为中度或重度耳聋。如果眩晕为首发症状,患者由于严重的眩晕和耳鸣,耳聋可被忽视,待眩晕症状减轻后,才发现已有耳聋症状。

（2）耳鸣　耳鸣是突发性耳聋最常见的伴发症状，突聋伴耳鸣的发生率可高达70%～100%，耳鸣有时甚至是突发性耳聋患者就诊的首要或唯一主诉。患者突然发生一侧耳鸣，音调很高，同时或相继出现听力迅速下降。经治疗后，多数患者听力虽可提高，但耳鸣却长期存在。

（3）眩晕　约半数患者在听力下降前后出现眩晕。这种眩晕多为旋转性眩晕，少数为颠簸、不稳感，大多数患者同时伴有恶心、呕吐、出冷汗、卧床不起等。以眩晕为首发症状者，常于夜间睡眠之中突然发生。与梅尼埃病不同，本病无眩晕反复发作史。

（4）精神心理症状　部分患者可出现焦虑、睡眠障碍等，影响生活质量。

（5）其他　部分患者有耳内堵塞、压迫感，以及耳周麻木或沉重感。多数患者单耳发病，极少数可同时或两耳相继发病。

3. 发现耳聋后该怎么办？

正常人随着年龄的增长，听力会逐渐退化，这属于正常现象。但是，如果您发现听力突然出现很大程度的下降，这就需要引起重视了！一旦发现听力下降，应尽早到医院耳鼻喉科进行检查治疗。由专科医生判断属于哪种耳聋，以及耳聋的程度，并为您提供恰当的治疗方案。尽早就医，最好是发病3天以内到医院就诊。因为突发耳聋发病72小时以内是治疗的黄金时期，治疗越早，效果越好。超过72小时的突发性耳聋治疗有效率直线下降。所以，一旦发生突发性耳聋，应及时到医院就诊，争取尽早治疗。

发现听力下降该怎么办

4. 突发性聋有哪些治疗方法？

突发性耳聋的治疗原则是早发现、早诊断、早治疗，争取全部恢复和部分恢复已丧失的听力，尽量保存并利用存余听力。临床上主要是应用糖皮质激素类药物、营养神经类药物、改善微循环类药物，以及进行鼓室灌注、高压氧治疗等。

（1）糖皮质激素治疗　如强地松、地塞米松等药物，可缓解血管内皮水肿，增加内耳血液供应，目前是突发性耳聋的主要治疗方法。

（2）改善内耳循环的药物　如银杏叶提取物制剂、丹参川芎嗪针等。

（3）溶栓和抗凝药物　如巴曲酶、前列地尔等，可以降低血液黏度、抑制血小板及红细胞的聚集、改善微循环。

（4）营养神经类药物　如鼠神经生长因子、神经节苷脂等，可以营养神经，改善机体代谢等。

（5）鼓室灌注法　通过局部麻醉，进行鼓室内灌注地塞米松，帮助患者改善听力。

（6）高压氧治疗　可以减轻内耳水肿和缺血、缺氧损害，改善内耳循环。

患者听力损失程度及是否伴随前庭症状等，都对预后有显著的影响。发病年龄越小、听力损失程度越轻，患者预后越好。并且治疗干预时间越早，疗效越好。伴有眩晕的患者预后较差。这些因素中，发病后开始干预的时间，是唯一可控因素。因此，如果您突然出现听力下降，一定要尽早到医院就诊，接受相关检查及治疗，以提高治疗的有效率。突发性耳聋的治疗效果差异较大，要想达到一个较为理想的治疗效果，让已经紊乱的身体内环境，达到一个相对平衡的状态很重要，患者根据自身情况需做以下配合：①配合医生查找病因并积极治疗原发病。②保证充足的睡眠，不熬夜，每晚11点之前进入睡眠状态。③保证睡眠质量，必要时遵医嘱借助药物帮助睡眠。④注意休息，不要过度劳累。⑤保持良好的情绪，生气、悲观、沮丧等负面情绪，影响疾病的恢复。⑥戒除烟酒，减少不良刺激。⑦少戴或不戴耳机，减少对耳朵的伤害。⑧多食豆类及黑色食物，可以促进维生素及钙的吸收，对改善血液循环和耳聋症状有很大的帮助。⑨避免接触噪声和耳毒性药物。

据报道，突发性耳聋有自愈的倾向，国外报道有50%～60%的病例在发病的15天以内,其听力可自行恢复到不同程度。但据我们观察,虽然确有一些病例可以自愈,但其自愈的百分率远没有如此之高。而相反的是,许多突发性耳聋患者将成为永久性耳聋。所以,一旦发生突发性耳聋,还是要及时就医,进行医学干预,提高其治疗有效率。

5. 怎样护理突发性耳聋患者?

对突发性耳聋患者的护理,首先是要缓解患者的焦虑,保持平和心态,避免情绪激动及过度疲劳。养成良好的生活习惯,保持好的睡眠状态。注意清淡饮食,戒除烟、酒,不喝浓茶、咖啡等。其次是要避免噪声的刺激,不要长时间使用耳机和长时间使用手机通话等,减少对听力的不良刺激。

6. 怎样预防突发性耳聋?

由于突发性耳聋的发生主要与过度劳累、精神抑郁、焦虑、情绪激动、受凉感冒等有关。因此突发性耳聋的预防措施一般有以下几点:①避免接触噪声或过大的声音。②加强锻炼,增强体质,避免感冒,预防病毒感染。③保持情绪稳定,忌暴怒、狂喜。④养成良好的生活习惯。不要过度劳累,忌熬夜、吸烟、喝酒,吸烟可导致血管痉挛,影响内耳血液循环等。少喝或不喝浓茶及咖啡等,减少浓茶、咖啡等带来的不良刺激。⑤保持均衡饮食,多吃新鲜蔬果,保证维生素的足量摄入。⑥控制高血压、高脂血症及糖尿病等全身慢性疾病。⑦避免接触噪声及使用耳毒性药物。如庆大霉素、链霉素等可使耳聋加重。因此,提倡在医生指导下用药,不要因为随意用药而带来烦恼。⑧对于突发性耳聋的患者,治疗后患耳仍然不具有实用听力水平,除上述注意事项外,还应该特别注意保护健侧耳朵,要做到避免接触噪声、避免使用耳毒性药物、避免耳外伤和耳部的感染。

怎样预防突发性耳聋

(王云霞 阎妍 孙洁)

(五)分泌性中耳炎

分泌性中耳炎是以中耳积液及听力下降为主要特征的中耳非化脓性炎性疾病,是耳鼻喉科常见疾病。儿童的发病率较成人高,同时,也是儿童致聋的重要原因之一。但是,如果能够在疾病早期发现并给予适当的处理,是可以收到良好治疗效果的。否则,如若延误治疗,可导致分泌性中耳炎患儿的语言功能和平衡功能发育障碍等。因此,早期正确的诊断,以及恰当的治疗甚为重要。

1. 为什么会发生分泌性中耳炎?

如果我们想要知道为什么会发生分泌性中耳炎,就需要了解一下中耳的结构,中耳介于外耳和内耳之间,包括鼓室、咽鼓管、鼓窦和乳突四部分(图3)。咽鼓管是中耳与外界环境相通的唯一通道,开口于鼻咽部的侧壁,具有调节鼓室内压、保持其与外界气压平衡、清洁、引流和防御等功能。如果咽鼓管功能出现问题,如阻塞、清洁功能不良、防御功能障碍等,就极易引发分泌性中耳炎。①咽鼓管阻塞:中耳内形成负压,中耳管壁通透性增加,血清漏出并集聚于中耳,形成积液(图4)。②咽鼓管清洁功能不良:可不同程度地损害黏液纤毛输送系统的功能,使中耳及管腔内的分泌物、致病微生物及毒素不能有效排出。③防御功能障碍:各种原因导致的咽鼓管防御功能丧失,给致病微生物侵入中耳以可乘之机。

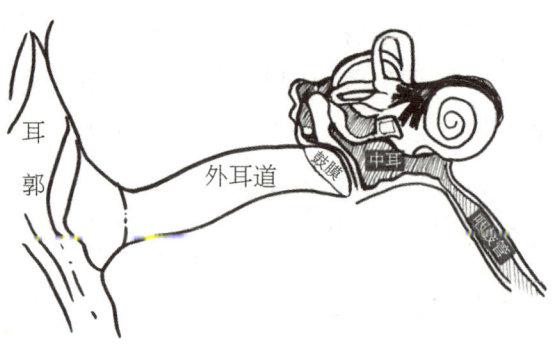

图3　中耳结构图

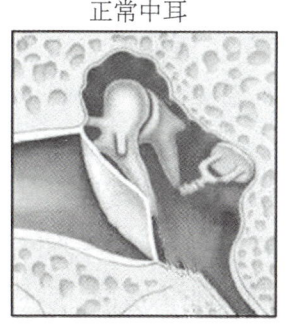
正常中耳
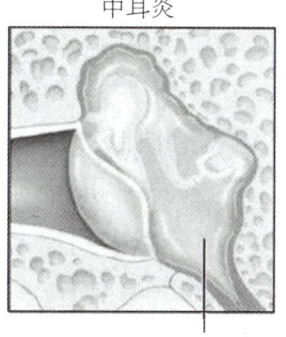
中耳炎

中耳积液

图4 正常的中耳及中耳积液图

除了咽鼓管功能异常外,一些免疫反应的因素也可引发分泌性中耳炎:①Ⅰ型变态反应:患者对感染性疾病的敏感性增强,使咽鼓管黏膜水肿、分泌物增多,导致咽鼓管阻塞和中耳负压,影响咽鼓管功能。②细菌感染引起的Ⅲ型变态反应:会使中耳分泌物增多。

2. 分泌性中耳炎有哪些分类?

分泌性中耳炎分为急性和慢性两种类型。急性分泌性中耳炎是指发病3周以内。慢性分泌性中耳炎是病程达3周甚至3个月以上,因急性分泌性中耳炎未得到及时而恰当的治疗,或者是急性分泌性中耳炎反复发作、迁延、转化成慢性分泌性中耳炎。

3. 分泌性中耳炎有哪些症状?

分泌性中耳炎患者可出现不同程度的耳痛及听力下降、耳内闭塞感或闷胀感、耳鸣等症状。

(1)耳痛 患者发病时可有耳痛。小儿常在夜间发作,哭闹不止,次日晨间耳痛减轻,一般持续1~2天,耳痛即消失。成人耳痛症状大多较轻,或无明显耳痛。慢性中耳炎患者耳痛不明显。

(2)听力下降 急性分泌性中耳炎患者发病前大多有感冒病史,随后听力逐渐下降,当头位变动,如前倾或偏向患侧时,因积液离开蜗窗,听力可暂时改善。慢性患者起病隐匿,患者常说不清楚发病时间。小儿大多表现为对别人的呼唤声不予理睬,看电视时需要调大音量,学习时注意力不集中,学习成绩下降等。如果小儿的另一侧耳正常,也可长期不被家长察觉。

(3)耳内闭塞感或闷胀感　耳内闭塞感或闷胀感是成人患者的常见主诉之一,按揉耳屏后该症状可暂时减轻。

(4)耳鸣　部分患者可有耳鸣,多为间歇性,如"劈啪"声,或低音调"轰轰"声。当头部运动、打呵欠或擤鼻时,耳内出现气过水声,但若液体黏稠,或液体已完全充满鼓室,则没有此症状。

咽鼓管吹张法

4. 分泌性中耳炎有哪些治疗方法?

分泌性中耳炎的治疗原则是清除中耳积液,改善咽鼓管通气引流功能,以及病因治疗等。

(1)非手术治疗　目的是改善中耳通气引流。①抗生素或其他抗菌药物治疗,急性分泌性中耳炎可选用抗菌药物进行适当的治疗,但疗程不宜过长。②糖皮质激素应用,可用地塞米松、泼尼松等作短期治疗。③咽鼓管吹张法治疗:进行咽鼓管吹张,主要是保持中耳内外压力平衡,引流中耳分泌物。需要注意的是,进行咽鼓管吹张时口内含水量不宜过多,以防止患者吞水压气时呛咳。吹张时不可用力过猛,以免造成鼓膜破裂。④局部用药,伴有鼻塞症状,可用赛洛唑啉等减充血剂喷(滴)鼻。

(2)手术治疗　主要是清除中耳积液。①鼓膜穿刺术:当鼓室有明显积液时,需要进行鼓膜穿刺,抽出积液。穿刺部位在鼓膜的前下方或正下方,必要时可重复穿刺。亦可于抽液后注入糖皮质激素、α-糜蛋白酶等药物。②鼓膜切开术:如果鼓室积液,液体较黏稠,鼓膜穿刺时不能将其吸尽;或者经反复穿刺,积液在抽吸后又迅速生成、积聚时,以及幼儿患者中耳鼓室积液时,需要在全麻下做鼓膜切开术。③鼓膜切开置管术:凡病情迁延不愈,或反复发作的慢性分泌性中耳炎,可于鼓膜切开并将积液充分吸尽后,在切口处放一通气管,以改善中耳的通气,有利于积液的引流,促进咽鼓管功能的修复。

（3）病因治疗　①腺样体切除术，分泌性中耳炎具有以下情况者，应进行腺样体切除术：腺样体肥大，引起打鼾、鼻塞者。鼓膜切开置管术后的复发性中耳炎且伴有腺样体炎、腺样体肥大者。②扁桃体切除术，儿童急性扁桃体炎反复发作，经常发生上呼吸道感染，并由此而诱发分泌性中耳炎的反复发作；或扁桃体明显肥大者，需进行扁桃体切除术。③鼓室探查术和单纯乳突开放术，慢性分泌性中耳炎，特别是成年人，经上述各种治疗方法无效，又未查出明显相关疾病时，宜做颞骨 CT 扫描，如发现鼓室或乳突内有肉芽，或骨质病变时，应做鼓室探查术或单纯乳突开放术，彻底清除病变组织，根据不同情况做相应类型的鼓室成形术。④其他手术治疗，如鼻息肉摘除术、下鼻甲部分切除术、功能性鼻内镜手术、鼻中隔黏膜下矫正术等，积极治疗鼻腔、鼻窦、鼻咽部疾病。

5. 分泌性中耳炎患者的手术前后如何护理？

手术前护理要点：①禁烟酒及辛辣刺激性食物，预防受凉、感冒。②患上呼吸道感染者、女患者月经来潮时，暂缓手术。③局麻手术者，患者术晨可进少量清淡饮食。全麻手术者，术前 8 小时禁食禁水。④女患者术晨将术侧头发结成小辫用皮筋扎起以免污染伤口。

手术后护理要点：①术后应平卧，术耳朝上，以免压迫伤口造成疼痛，一般次日下床活动，有利于呼吸、消化、循环等系统的功能恢复。②术后无恶心、呕吐，全麻清醒 6 小时后可进流质或半流质饮食，3~5 天视病情逐渐改为普食，以高蛋白、高热量、高维生素及清淡饮食为宜。禁过硬食物、禁食辛辣刺激性食物、禁烟酒。③鼓膜切开置管期间禁止挖耳、游泳、甩头或进行剧烈运动，以防中耳进水或置管滑脱。④注意保持耳部清洁。因为分泌性中耳炎患者的耳部，经常会有脓性分泌物排出，所以，一定要注意及时清理，保持耳部清洁，防止感染导致患者病情加重。⑤保证鼻腔通畅，积极

分泌性中耳炎患者手术前后的护理

治疗鼻腔疾病,采用正确的擤鼻方式,擤鼻涕不能用力过度,或同时挤压两侧鼻孔,应交替按压单侧鼻孔擤鼻涕。⑥要注意锻炼身体,增强自身抵抗力。积极预防感冒,因为感冒能导致中耳炎复发。⑦乘飞机时,在升降期间做张口或吞咽动作,如嚼口香糖,幼儿可饮水,以使咽鼓管开放两端压力平衡。

6. 怎样预防分泌性中耳炎?

预防分泌性中耳炎的发生,首先是要注意休息,保证充足睡眠时间。注意室内空气流通,保证鼻腔通畅。加强自身体质锻炼,预防感冒等上呼吸道感染疾病的发生。减少因感冒造成咽部、鼻咽部黏膜水肿、充血的机会,以保证咽鼓管的功能处于良好状态。

其次是对感冒患者,注意在全身用药的同时,需要在鼻及鼻咽部局部用药,以促进咽鼓管功能的恢复。为了防止并发卡他性中耳炎,应及时滴鼻,不但有利于鼻腔内分泌物的排出,同时也能预防鼻及鼻咽部黏膜的肿胀,使咽鼓管功能处于良好状态。

对感冒、鼻炎、变应性鼻炎等疾病一定要彻底治疗,切忌症状好转即停止用药。因为当感冒好转时,咽及鼻咽部黏膜仍处于水肿状态,如果过早的停止治疗,会延缓病愈的时间,造成局部黏膜肥厚,容易堵塞咽鼓管,影响咽鼓管的正常功能。

还要注意发现任何原因导致咽鼓管阻塞时,都应积极治疗,及时去除病因,这才是分泌性中耳炎最好的预防方法。而对于10岁以下儿童,则需定期进行声导抗检测,能够早期发现中耳炎,以便及时治疗。

预防分泌性中耳炎,还要积极治疗鼻腔或鼻咽部疾病。用1%的麻黄素滴鼻。滴鼻方法为:使患者仰头,将药液缓缓滴入患耳同侧鼻孔,并使头向患耳一侧略为倾斜。以利于滴鼻液流至鼻咽部及咽鼓管开口处,促进咽鼓管功能的恢复。

(王云霞　李丹丹　阎　妍)

(六)急性化脓性中耳炎

急性化脓性中耳炎,是细菌感染引起的中耳黏膜急性化脓性炎症,病变主要位于鼓室,可累及乳突等其他部位。主要致病菌为肺炎球菌、流感嗜血杆菌、溶血性链球菌、葡萄球菌、变形杆菌等。本病成人、儿童均可发病,儿童更为常见。

1. 急性化脓性中耳炎的常见症状有哪些?

急性化脓性中耳炎患者,可出现全身症状和局部症状。其全身症状的表现,在鼓膜穿孔前后的差异较大。鼓膜穿孔前,全身症状较明显,可有畏寒、发热、倦怠及食欲减退等。小儿全身症状通常较成人严重,可有高热、惊厥,常伴呕吐、腹泻等消化道症状。鼓膜穿孔后,体温逐渐下降,全身症状亦明显减轻。

化脓性中耳炎早期常见的局部症状是耳痛。患者常感觉耳深部钝痛或搏动性跳痛,吞咽、咳嗽、喷嚏时耳痛加重,耳痛剧烈者夜间难以入眠,烦躁不安。婴幼儿则表现为哭闹不休。一旦鼓膜出现自发性穿孔或行鼓膜切开术后,脓液一经排出,疼痛则会减轻。

患耳可有耳鸣,听力逐渐下降。耳痛剧烈者,轻度的耳聋可不被患者察觉。鼓膜穿孔后听力反而提高。如病变侵入内耳,可出现眩晕和感音性耳聋。

鼓膜穿孔后耳内可有液体流出,初为浆液血性,以后变为浓稠黏液甚至是脓液。如分泌物量多,提示分泌物不仅来自鼓室,亦源于鼓窦和乳突。

2. 急性化脓性中耳炎的感染途径有哪些?

急性化脓性中耳炎的感染途径,最常见的是经咽鼓管感染。如急性鼻炎、急性鼻咽炎、急性扁桃体炎等急性上呼吸道感染时,炎症向咽鼓管蔓延,咽鼓管黏膜发生充血、肿胀、纤毛运动障碍,局部免疫力下降,此时致病菌乘虚侵入中耳,引起急性化脓性中耳炎。在一些急性传染病期间,如猩红热、麻疹、百日咳、流行性感冒、肺炎、伤寒等，致病微生物可经咽鼓管侵入中耳，亦可经咽鼓管发生其他致病菌的继发感染。在不洁的水中游泳或跳水、不适当的擤鼻、咽鼓管吹张、鼻腔冲洗及鼻咽部填塞等，致病菌也可由咽鼓管侵入中耳，引起感染。婴儿吃奶体位不当，如平卧吃奶，乳汁可经婴儿短而宽的咽鼓管流入中耳，从而引起化脓性中耳炎。

另外，因鼓膜外伤，不正规的鼓膜穿刺或鼓室置管时的污染等，致病菌也可从外耳道鼓膜侵入中耳，引发感染。

3. 急性化脓性中耳炎怎样治疗？

急性化脓性中耳炎的治疗，首先是要早期、足量全身应用抗菌药物控制感染，务必彻底治愈，以防发生并发症或转为慢性。也可用滴鼻液滴鼻或喷雾剂作用于鼻咽部，以减轻鼻咽黏膜肿胀，有利于咽鼓管功能的恢复。同时还要注意休息，饮食调节，保持大便通畅。

其次是局部用药，用抗菌药物滴耳，如0.3%氧氟沙星（泰利必妥）滴眼液滴耳。在鼓膜穿孔前后，均可用抗菌药物滴耳，可起到消炎止痛的作用。必要时可行鼓膜切开术进行通畅引流，有利于炎症的迅速消散，使全身和局部症状迅速减轻。炎症消退后鼓膜的穿孔可迅速封闭，平整愈合，减少瘢痕形成和粘连。鼓膜穿孔多可自行愈合。鼓膜穿孔长期不愈者，需行鼓膜成形术。

还要积极治疗鼻、咽部慢性疾病等，去除病因。

4. 急性化脓性中耳炎的护理要点有哪些？

注意保持患耳外耳道清洁，但不可重复擦拭。睡眠时患耳向下，同时注意不能受到压迫。要根据医嘱按时服药及局部用药，同时注意保持局部清洁。戒除烟、酒，避免进食辛辣刺激性的食物等。

5. 如何预防急性化脓性中耳炎？

预防急性化脓性中耳炎首先要注意锻炼身体，提高身体素质，增强体质。同时，还要积极预防和治疗上呼吸道感染。注意预防

如何预防急性化脓性中耳炎

感冒,因为大部分化脓性中耳炎是咽鼓管的感染引起,而这种感染又经常发生于感冒以后。所以,预防感冒能够大大减少发生化脓性中耳炎的机会。广泛开展各种传染病的预防接种,防止传染病发生,以减少急性化脓性中耳炎的发病概率。小儿患传染病时,如流感、麻疹、百日咳等,要注意密切观察是否合并中耳炎,以便及时治疗。正确的哺乳姿势,哺乳时应将婴儿抱起,使头部竖直,防止乳汁经咽鼓管呛入婴儿的中耳;乳汁过多时应适当控制其流出速度。禁止用硬物掏耳,防止鼓膜损伤。鼓膜穿孔及鼓室置管者禁止游泳,洗头、沐浴时,注意防止污水进入耳内。学会正确的擤鼻方法,因为不正确的擤鼻方法,也可导致鼻涕中的细菌通过咽鼓管进入中耳腔,引起中耳的细菌感染。饮食方面,要注意进食清淡易消化的食物,忌食辛辣刺激性食物,减少不良刺激,保护好自己的耳朵,远离化脓性中耳炎。

(阎 妍　王云霞　李丹丹)

(七)外耳道异物

外耳道异物是耳鼻喉科的一种常见急症,好发于小儿,尤其学龄前儿童最为常见。多见于儿童玩耍时自己或他人将小件物品塞入耳内所致;成人则多发生于挖耳或外伤时小物品遗留于外耳道或昆虫侵入。

耳镜下可见外耳道被异物塞满,取出了8个非常光滑的人造小石头(图5)。患儿为1岁女婴,是患儿6岁的哥哥,把妹妹的耳朵当成藏宝罐,将自己喜欢的这些东西,放入妹妹的外耳道,造成外耳道异物。所幸是被家长及时发现,并立即就医取出。否则,将给孩子造成严重伤害。所以,我们一定要对外耳道异物有所了解,才能防患于未然。

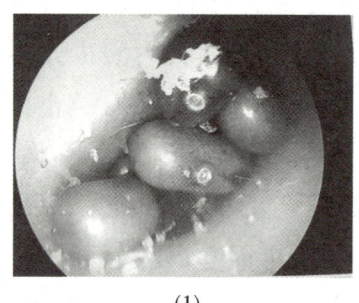 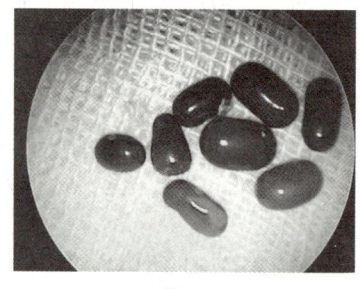

(1) (2)

图5 耳镜下的外耳道异物

(1)外耳道内的异物 (2)取出后的异物

1. 外耳道异物有哪些分类？

外耳道异物主要有植物性、动物性、非生物性3类。

（1）植物性 黄豆、米粒、稻谷等。

（2）动物性 飞蛾、蚊子、甲壳虫等。

（3）非生物性 小棉球、弹珠、头发、石子、小电池等。

2. 外耳道异物有哪些症状？

外耳道异物如果是小的非生物性异物，可无症状，也可出现轻度耳内不适。如果是遇水膨胀的异物，在耳道内会很快引起胀痛或感染，导致疼痛剧烈。小儿则表现为哭闹不休、并常以手抓挠患耳。如果是昆虫等进入外耳道，可引起疼痛、奇痒、噪声等，甚至损伤鼓膜。外耳道异物还可刺激外耳道及鼓膜，引起反射性咳嗽或眩晕。

3. 外耳道异物如何治疗？

患者取端坐、头侧位，健耳紧贴椅背，患耳朝向医生，诊疗医师通过电耳镜、额镜或者耳内镜观察外耳道异物，并采取相应措施将异物取出。如果是3岁以下患儿，可将患儿侧坐抱在胸前，一只手固定患儿头部，另一只手扶压患儿手臂，双腿夹紧患儿双下肢

(图6)。外耳道异物的取出方法,有外耳道冲洗法、直接夹取法、负压吸引法及黏合剂粘取法。

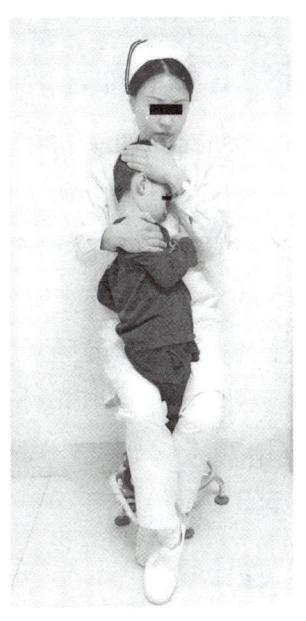

图6　固定患儿的方法

(1)外耳道冲洗法　用生理盐水(温度接近体温),对患者外耳道进行冲洗。但是,存在以下情况者,禁止进行外耳道冲洗:①异物损伤鼓膜,导致鼓膜穿孔者。②合并中耳炎、同时鼓膜出现穿孔者。③外耳道植物性异物,易出现遇水膨胀者。④生石灰等极易与水发生化学反应者。

(2)直接夹取法　通过耵聍钩等勾取异物,或者直接采用膝状镊,对患者外耳道中的异物直接夹取。对于无法配合诊疗的儿童患者或者在外耳道异物表面过于光滑的情况下,切勿采用此方法,避免将异物推向患者外耳道深处。

(3)负压吸引法　一般选用耳科专用的负压吸引器,根据患者外耳道中异物的形状和大小,选择合适的吸引器口径。

(4)黏合剂粘取法　适用于患者外耳道中的异物为玻璃弹珠、塑料珠子等表面光滑的嵌顿性异物。

对于合并外耳道炎的嵌顿性异物患者,首先要进行抗炎消肿治疗,然后再进行异物取出。小儿患者在治疗过程中无法完全配合,需要进行全身麻醉,以保证成功取出异物。

4.外耳道存在异物有哪些危害?

如果是较大异物阻塞外耳道,患者可出现耳鸣及听力下降等。植物性异物如豆类、花生、谷子等,初始可无症状。但是,异物遇水膨胀后,刺激压迫外耳道,可引起炎症,出现耳痛。昆虫异物爬行骚动时,可引起难以忍受的不适,触及鼓膜可导致疼痛、耳鸣甚至鼓膜损伤。如异物接近鼓膜,可压迫鼓膜导致耳鸣、晕眩。

如果异物长期存留于外耳道内,引起外耳道感染时,则表现为外耳道瘙痒、肿痛,偶有堵塞感。如果外耳道异物造成鼓膜穿孔,表现为突然听力下降,耳闭塞感等。

外耳道异物的护理

5.怎样护理外耳道异物?

我们一旦发现外耳道异物,一定要及时到医院就诊,请专业医师取出异物,切勿在家自行掏取。外耳道异物取出后,要遵医嘱及时准确用药,注意保持外耳道清洁、干燥,避免污水入耳,禁止游泳,定期复查。鼓膜穿孔患者,还应注意观察其自然愈合情况,不能自愈者,需行鼓膜修补手术。鼓励患者积极配合治疗,不要过度紧张。外耳道异物重在预防,家长切勿将细小物品放于儿童能够接触的地方。要禁止幼儿玩弄有细小零件的玩具。禁止自行或者由非专业人员挖耳。如果在可能会导致异物入耳的场所工作时,一定要做好防护措施,如戴安全帽或耳罩等,防止外耳道异物的发生。

(李丹丹 阎 妍 王云霞)

(八)真菌性外耳道炎

真菌性外耳道炎是真菌在适宜条件下,在外耳道内繁殖所致。挖耳、外耳道进水、外耳道不适当用药、全身大剂量应用抗生素等,均为真菌性外耳道炎的易感因素。

1. 引起真菌性外耳道炎的原因有哪些?

中耳炎患者,耳道长期有脓液存留,或不正确应用抗生素等,很容易诱发真菌感染。有些人喜欢在街上采耳,如果是外耳道真菌感染患者使用过的采耳工具,又没有经过严格消毒,再重复给他人使用,就很容易造成交叉感染。经常挖耳,造成外耳道上皮抵抗力下降、外耳道炎症、外耳道分泌物堆积发酵等,也容易诱发真菌感染。脚气患者,用手接触脚后未认真洗手,再用污染过的手挖耳,容易造成外耳道真菌感染。

2. 真菌性外耳道炎有哪些症状?

真菌性外耳道炎患者,早期可有耳内发痒及闷胀感、外耳道有少量水样分泌物流出。若因炎症使脱落的上皮与菌丝共同形成痂皮,阻塞外耳道或覆盖在鼓膜表面,则可出现听力减退及耳鸣。如合并细菌感染,则可引起外耳道脓肿、疼痛及脓液流出。耳科检查可见外耳道深部有白色、灰色、黄色或者烟灰色霉苔,其状若薄膜或粉丝,甚至发霉,如揭去苔膜,可见外耳道皮肤充血肿胀,表面轻度糜烂或有少量渗血。

3. 真菌性外耳道炎如何治疗?

真菌性外耳道炎的治疗,首先是要清除外耳道内的分泌物,并且必须彻底清理干净,这是治疗中很重要的一点,如果外耳道分泌物没有清理干净,将严重影响治疗效果。外耳道分泌物清理干净后,再局部用药,临床上常用扶严宁乳膏(醋酸曲安奈德益康唑乳膏)进行外耳道涂抹,配合口服抗真菌药物治疗,用药一周后复查。

4. 真菌性外耳道炎患者的护理有哪些？

真菌性外耳道炎患者的护理

真菌性外耳道炎的护理，首先是要对患者进行心理疏导，提高患者的依从性，积极配合医生治疗。因为真菌性外耳道炎用药疗程较长，需要持续规范用药，才能达到良好的治疗效果。所以，患者一定要遵医嘱规范用药。其次是外耳道护理，注意保持外耳道的清洁干燥，避免外耳道进水。同时，禁止挖耳，避免外耳道损伤，防止发生感染。禁食辛辣、刺激性食物，减少对患耳的刺激，确保患耳外耳道内上皮尽早修复。注意养成良好的生活习惯，作息规律，避免熬夜、戒除烟酒等不良嗜好。真菌性外耳道炎即使暂时控制症状，也有复发的可能，治疗后，外耳道内要注意保持干燥，禁止挖耳，以减少复发的可能。

（王云霞　阎　妍　李丹丹）

（九）认识耳朵里的胆脂瘤

大家一听到瘤就会非常紧张，但是，胆脂瘤并不是我们传统意义上说的肿瘤，胆脂瘤又称为表皮样囊肿，是一种囊性结构，囊外以一层厚薄不一的纤维组织与临近的骨壁或组织相连，囊内充满脱落的上皮。下面我们就来认识一下耳朵里的胆脂瘤。

1. 胆脂瘤有哪些危害？

胆脂瘤分为外耳道胆脂瘤和中耳胆脂瘤。

（1）外耳道胆脂瘤　胆脂瘤发生在外耳的，称为外耳道胆脂瘤。外耳道胆脂瘤很少见，发病率约为0.1%，是由于各种原因引起的，含有胆固醇结晶的脱落上皮团块聚集在外耳道，所造成的外耳道疾病，其早期侵犯外耳道骨质，后期可累及乳突、鼓窦、鼓室，甚至面神经。外耳道胆脂瘤形成的初期可无症状，随着其体积的增大，外耳道可有堵塞感、单侧慢性耳痛、听力下降等。听力下降的程度取决于其堵塞的程度，以及对中耳影响的程度。当有水进入栓塞的外耳道或伴有感染时,出现耳部肿胀或剧烈疼痛。化脓后有脓液流出,伴恶臭成为慢性耳溢。如果外耳道受刺激有肉芽形成,可有血性脓液流出。

(2)中耳胆脂瘤 胆脂瘤发生在中耳的,称为中耳胆脂瘤。中耳胆脂瘤极具侵袭性和破坏性,可破坏周围骨质而引起颅内外并发症,造成严重后果。而且由于胆脂瘤包囊充满上皮碎屑,容易反复发生感染。不伴有感染的胆脂瘤,早期可无任何症状、或有听力下降、耳鸣等。伴有感染的胆脂瘤,可出现持续的耳流脓,常伴有恶臭,有肉芽的还会有血性脓液。

2. 怎样鉴别胆脂瘤?

典型的外耳道胆脂瘤,经耳镜检查可见外耳道内有白色胆脂瘤样物堵塞。

(1)外耳道胆脂瘤与外耳道耵聍的鉴别 有时耳镜下看到的胆脂瘤表面呈棕黑色或黑褐色,需与外耳道耵聍栓塞相鉴别。外耳道耵聍从内到外颜色一致,且较易和外耳道壁分离。而外耳道胆脂瘤虽表面呈棕黑色或黑褐色,但其内部仍是白色上皮脱屑的堆积。清除后可见外耳道皮肤糜烂,骨质暴露且有缺损,可有死骨形成,鼓膜多完整。

(2)外耳道胆脂瘤与中耳胆脂瘤的鉴别 当伴有感染的外耳道内有臭脓和(或)肉芽且局部有触痛时,应与中耳胆脂瘤相鉴别,中耳胆脂瘤听力损失多数较重,并且影像学检查显示:外耳道胆脂瘤影像改变在外耳道,中耳胆脂瘤的影像改变在中耳乳突。

3. 胆脂瘤如何治疗?

外耳道胆脂瘤唯一的治疗方法是彻底清除。有些胆脂瘤较易取出,呈蒜皮状,层层堆积。如果胆脂瘤较大,与外耳道粘贴得紧密,或已经引起外耳道的扩大,取出时相当困难。此时不能用浸泡耵聍的滴耳液浸泡,那样会增加取出的难度。可用一些油剂润滑,将耵聍钩插入胆脂瘤和外耳道壁之间,轻轻松动后取出。有些患者由于外耳道呈葫芦状,需麻醉后做辅助切口再取出。如外耳道胆脂瘤合并感染,应在控制感染后取出。若有死骨形成,应予以清除。取出胆脂瘤后,如发现外耳道有损伤或炎症,应用抗生素预防或控制感染。

一旦发现中耳胆脂瘤,尽早手术治疗。现代耳显微外科对中耳胆脂瘤的处理原则是在清除病灶的基础上,进行听力重建。基本要求是:彻底清除病灶,以获得干耳并防止复发,以听骨链为中心进行相关结构的重建以保存或提高听力。

4. 怎样预防胆脂瘤的复发?

外耳道胆脂瘤容易复发,患者需要定期复查,发现有上皮堆积及时清理。另外,在取出胆脂瘤的过程中,如果发现外耳道有损伤,应注意预防外耳道狭窄。保持术耳清洁、干燥,避免污水进入外耳道。在医生确认术腔完全恢复之前,患耳不可进水。

胆脂瘤患者手术前后的护理

5. 胆脂瘤患者手术前后的护理有哪些?

胆脂瘤患者的术前护理:做好各项检查,如血常规、心电图、耳部 CT 等。手术前 1 天备皮、洗头、理发,耳周 5~7 厘米剃光头发。术前晚上,注意保证足够的睡眠,不要过度的紧张、焦虑,做好手术心理准备。全麻患者,术前 8 小时禁食、禁水。

胆脂瘤患者的术后护理:胆脂瘤患者术后 1~2 天可出现伤口疼痛,耳内有脉搏跳动感、水流声或耳鸣加剧及轻微头晕、恶心等,这些都是术后正常现象。术后头部及患耳需暂时用弹性绷带包扎,以压迫止血,2 天后由医师取下。患者不可自行松绑,以免患耳伤口出血或水肿。患者术后应取半卧位或健侧卧位。术后宜进食清淡、易消化、较软的食物。避免外耳道进水,防止局部感染。术后定期复查,如发现外耳道有上皮堆积,应及时到医院清理,切勿自行掏耳。

胆脂瘤的破坏性不容小视,如果它破坏听骨链,可引起听力下降;破坏面神经,可引起面瘫;破坏内耳,引起眩晕、耳鸣;破坏颅骨，引起颅内并发症，就是我们熟知的脑膜炎、脑脓肿等。胆脂瘤即使被手术彻底清除，仍然有复发的可能，所以，手术后患者要严格遵守医嘱，定期到医院复查。

（阎 妍 王云霞 孙 洁）

（十）耳前瘘管

耳前瘘管就是我们通常所说的耳仓，它是一种常见的先天性外耳畸形，是一种遗传性疾病。瘘管为一狭窄的瘘道，瘘管开口多位于耳轮角前，少数可在耳郭的三角窝或耳甲腔。耳前瘘管一般无症状，或局部有轻微痒感，按压时可有少量乳白色分泌物或稀薄的黏液自瘘管口溢出（图7）。一旦感染，局部会出现红肿、疼痛或形成脓肿，反复感染者局部可形成瘢痕（图8）。

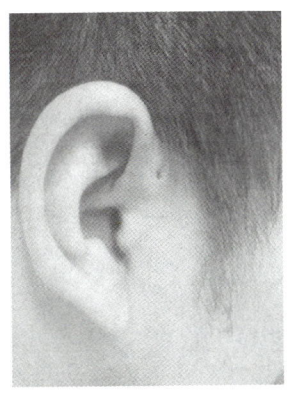
图7 未感染的耳前瘘管

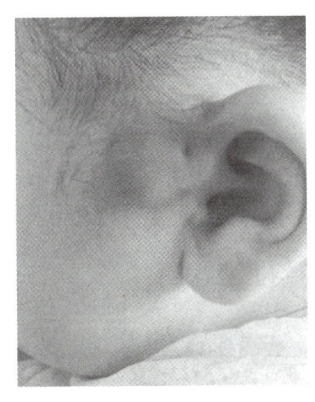
图8 发生感染的耳前瘘管

1.发现耳前瘘管怎么办？

如果发现耳前瘘管，应根据不同情况选择不同处理方法，如有一部分耳前瘘管的患者，一生也没有出现感染的问题，可不用进行任何干预，平时注意不要用手挤压或抠瘘管口即可，防止诱发感染。但如果耳前瘘管一旦发生感染,应该及时到医院就诊,在感染控制以后,选择手术治疗,摘除耳前瘘管。

2. 耳前瘘管需要手术治疗吗?

首先我们要知道耳前瘘管到底是个什么东西?先天性耳前瘘管是盲管(也就是一端有开口,另一端没有开口),可有分支,呈树枝状,管壁为复层扁平上皮,有毛囊、皮脂腺及汗腺等组织,具有分泌功能,它的分泌物从瘘口排出。瘘管是个狭长的管道,若受压或被堵塞,分泌物不能正常排出,便可引起瘘管感染。有些耳前瘘管患者终生不发生感染,可不必手术,但如果耳前瘘管发生过一次感染,就有反复感染的可能,并且感染极易导致瘘管管壁粘连,增加手术中寻找瘘管的难度,造成手术不易摘除干净,容易导致复发。所以,耳前瘘管一旦发生过感染,建议您在感染控制后,及时到医院就医,尽早选择手术治疗。因为只有手术摘除,才是根治先天性耳前瘘管最有效的方法。

3. 耳前瘘管如果出现感染怎么办?

耳前瘘管感染时,若局部只是轻微的红肿、发硬,应及时到医院就诊,应用抗生素控制感染。若局部已形成脓肿,有波动感,需进行脓肿切开引流术。饮食上注意以素食为主,口味易清淡。禁烟酒、忌熬夜。

4. 耳前瘘管的手术前后有哪些护理要点?

耳前瘘管的术前护理:患者术前应禁烟酒及辛辣刺激性食物。注意避免受凉、预防感冒。上呼吸道感染者及女性患者月经期,可暂缓手术,防止术后感染及术中出血。术前1天剃发,剃发范围包括术侧耳周3厘米。局麻手术患者,术晨可进食少量清淡饮食;全麻手术患者,则需在术前6小时禁食、禁水。患者术晨需取下所有首饰、活动性假牙及角膜接触镜等。禁止涂口红和指甲油。

耳前瘘管的术后护理:患者术后取平卧位,术耳朝上,以免压迫伤口,引起疼痛。手术次日可下床活动,有利于全身各系统功能恢复。全麻清醒6小时后,如果患者无恶心、呕吐等消化道不适,可进食流质、半流质饮食,3~5天逐渐改为普食。以高蛋白、高热量、高维生素及清淡饮食为宜。忌食油腻、坚硬及辛辣刺激性食物。戒除烟酒。术后前2天,可能会出现轻微伤口疼痛、耳内有波动感、流水声等,属术后正常现象,不必过分担心。如果症状严重,需及时请医生处理。保持伤口清洁、干燥,预防感染。还要注意避免受凉,防止感冒。一般情况下,术后7天拆线。伤口拆线及完全愈合前,禁止游泳、淋浴。定期修剪指甲、避免用手抓挠耳前瘘管处。注意休息,劳逸结合,加强营养,增强体质,促进康复。定期复查,如果切口出现红肿、疼痛,一定要及时就医。

5.怎样预防耳前瘘管感染?

儿童的耳前瘘管感染,多与积食有关。所以,应注意饮食清淡、易消化,每餐不宜过饱,适当控制高蛋白食物的摄入,不吃油炸食品,不吃冷饮及寒性水果(影响脾胃功能,引起脾胃虚寒,易生胃火)。而对于成人消化功能相对较好者,饮食上受限制较少。但若之前发生过耳前瘘管感染,则饮食注意事项同上。注意锻炼身体,增强体质,提高抵抗力。因为,在身体抵抗力低下时,炎症容易侵犯。不要饮酒、忌熬夜,规律作息。未感染的耳前瘘管,要注意保持局部清洁、干燥,防止感染。注意保持外耳清洁,洗头时勿使污水污染瘘口,以免引起感染。洗头洗澡后,如果耳朵周围有水,可用棉签轻轻擦拭。管口周围发痒或有分泌物时,不要用手按揉或挤压局部,可以用棉签蘸取70%酒精,轻轻擦拭瘘口,保持局部清洁、干燥,防止瘘口感染发生。

怎样预防耳前瘘管感染

(王云霞 李丹丹 孙 洁)

(十一)梅尼埃病

梅尼埃病,以前又叫"美尼尔综合征",主要表现为眩晕、听力下降、耳鸣和耳闷胀感等。它是一种原因不明的以膜迷路积水为主要特征的内耳疾病。那么什么是膜迷路呢?它在哪里?为什么会积水?梅尼埃病能治好吗?下面我们就来一一了解。

1. 膜迷路是什么?它在哪里?

迷路就是我们的内耳,它位于颞骨岩部内,由复杂的管道组成,分为骨迷路和膜迷路,含有听觉与位置觉两个重要的感受装置。里面像蜗牛一样的结构就是内耳。蜗牛的壳就是骨迷路,里面的肉就是膜迷路。

膜迷路的主要功能是感受人体的平衡,接受直线加速度运动的刺激,由此引起位置感觉、反射性地产生眼球运动及体位调节运动等,维持人体静平衡。如果内耳代谢不平衡,产生的内淋巴积液不能及时排出,膜迷路就会积水,从而引起眩晕、听力下降、耳鸣等症状。

2. 为什么会发生梅尼埃病呢?

如果内耳局部内淋巴管阻塞、内淋巴吸收障碍,可导致膜迷路积水;免疫反应造成复合物沉积,吸收功能障碍,也可导致积水;内耳缺血、内耳小血管痉挛也可导致微循环障碍,造成积水,引发梅尼埃病。

3. 梅尼埃病有哪些症状?

梅尼埃病患者可有发作性眩晕、听力下降、耳鸣、耳闷胀感等症状。

(1)发作性眩晕:这种眩晕一般是突然发作,天旋地转的感觉。你会感觉周围所有物体都在转动,就算闭着眼睛,你也会感到自己在转动。有时眩晕发作,会让人突然倒地,而且只要头晃动,眩晕就会加重。同时伴有恶心、呕吐、面色苍白等症状。持续时间15～20分钟,但是并没有意识丧失。

(2)听力下降　早期患者会对低沉的声音听力下降,比如鼓声、风声等。晚期则会对高而尖的声音听力下降,比如蝉鸣音、警报音。举个例子,家里水壶烧水,水开时发出的尖细高声,晚期梅尼埃病患者听力下降,就会比其他人后听到此声音,或者水壶的声音很大时,他才能听到。

(3)耳鸣　耳鸣初为持续性低音调吹风声或流水声,后转为高音调蝉鸣声、哨声或汽笛声。

(4)耳闷胀感　在梅尼埃病的发作期,患者会感觉患侧的耳朵仿佛被什么东西堵住了,闷胀,有一种压迫感。

4.梅尼埃病能治好吗?

梅尼埃病处在一、二期的,如果早期治疗,部分患者可以治愈。如果是三、四期(最低听力>40分贝,正常讲话都听不到者),治疗则可以防止其复发,并防止听力继续下降。梅尼埃病最可怕的后果是听力下降。并且此类听力下降的趋势是越来越严重,无法恢复到正常水平。原因是膜迷路的积水时间过长,尤其是膜迷路反复破裂,或者长期不能治愈时,内耳负责听觉的毛细胞就会变性,从而导致不可逆的听力下降。

5.梅尼埃病患者日常应该注意什么?

梅尼埃病在发作期,应绝对卧床休息,注意防止坠床。保持室内安静,光线宜暗;发作期不可单独外出,防止意外发生。症状缓解后,应尽早下床活动,并逐渐增加活动量,但避免重体力活动。宜进食高蛋白、低盐、低脂、高维生素食物,多食蔬菜、水果,忌油腻食物,不喝浓茶、咖啡,戒除烟、酒;保持愉快心情,保证充足睡眠及休息。规律的睡眠,均衡的饮食,可以有效减少梅尼埃病的发作。久病、频繁发作、伴神经衰弱的患者,也不要有思想负担,注意保持情绪稳定,不急躁、不思虑过度,这样可以相对避免内耳血管因紧张而引起的缺血。

总之,要养成健康的生活习惯和行为方式,注意心理调适,保持愉快心情,可以有效防止梅尼埃病发作。如果出现梅尼埃病,一定要及时就诊,尽早治疗。丧失听力,后悔莫及!

6. 怎样进行内耳前庭功能训练?

前庭功能训练操

大多数眩晕和失衡症状与内耳疾病有关,如果眩晕症状持续时间较长,大脑则会对平衡和视觉输入信息进行适应性的调整,引起较长期的问题如走路不稳、头晕不适等,这种情况比较适合做前庭康复训练,来达到平衡功能的提高,满足日常生活需求。

内耳前庭功能康复训练操:

第一节:左右转头。

第二节:左右侧头。

第三节:顺时针及逆时针摇头。

第四节:左右单侧耳。

第五节:顺时针及逆时针转圈。

第六节:左右弓步伸头。

第七节:左右摇摆。

第八节:原地跳。

每天训练5~15分钟,每日重复3次,逐渐增加难度。可改善前庭功能,逐渐恢复人体平衡。

(王云霞 阎 妍 李丹丹)

(十二)正确滴耳

滴耳,即外耳道滴药,是为了使药液充分均匀地分布于外耳道及中耳皮肤黏膜,达到局部治疗的目的。外耳道滴药既可抗菌、消炎、镇痛、预防和控制感染,又可稀释软化分泌物,使之易于排出,对皮肤黏膜的愈合起到积极作用。所以,正确滴耳对治疗外耳道及中耳疾病至关重要。

1. 什么情况下需要滴耳呢?

当外耳道有炎症时,如外耳道炎,真菌性外耳道炎和耵聍栓塞等疾病,或急、慢性化脓性中耳炎,都需要滴耳进行治疗。

2. 怎样正确滴耳?

滴耳前,应先将滴耳药加温,即将药物握在手心里加温。尤其是冬天或存放在冰箱里的药物,用前都应加温,使之温度与体温相近。如果药液温度过低,滴入耳内,可能导致眩晕、恶心、呕吐等。

滴耳时,患者取坐位,患耳朝向操作者,操作者轻轻将患者耳郭向后上方牵拉,使外耳道变直,示指将耳屏向前推压,使外耳道口扩大(图9)。而对于小儿患者,则应将其耳郭向后下方牵拉,以便看清外耳道和鼓膜(图10)。然后用无菌棉签轻轻擦净外耳道分泌物。

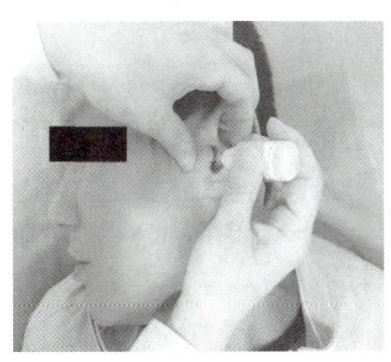

图9 小儿外耳道拉直的方法

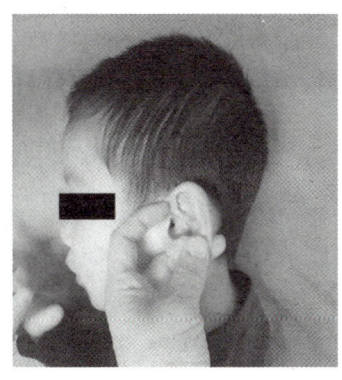

图10 成人外耳道拉直的方法

清理外耳道后使患者侧头,患耳朝上,牵拉耳郭,外耳道尽量拉直后,将药液沿外耳道后壁滴入2~3滴。滴耳时,药液瓶口应悬空,不可触及外耳道皮肤,以免污染药液。然后按压耳屏数次,耳屏即外耳道口前方的凸起处。使药液进入外耳道深部,保持患耳向上10~20分钟,再起身侧耳倒出药液。

3. 常用的滴耳药有哪些?

临床上常用的滴耳药物有:氧氟沙星滴耳液(泰利必妥滴耳剂)和碳酸氢钠滴耳剂(耵聍水)。

(1)氧氟沙星滴耳液(泰利必妥滴耳剂)

作用:抗菌、抗炎,特别是对链球菌、嗜血性流感杆菌、葡萄球菌及铜绿假单胞菌有效。用于急慢性中耳炎、外耳道炎、鼓膜炎。

用法与用量:滴耳,每日2次,每次2~3滴,滴耳后侧卧10~20分钟。

(2)碳酸氢钠滴耳剂(耵聍水)

作用:可以软化或溶解耵聍,用于耵聍栓塞。

用法与用量:滴耳,每日3~4次,每次5~6滴。

注意事项:滴药后3天,到医院将耵聍取出。否则,耵聍膨胀后,可导致耳痛。

温馨提示:请您一定要在医生指导下使用滴耳药,切不可擅自使用滴耳药!

怎样正确使用滴耳药

4. 怎样正确使用滴耳药物?

首先是在外耳道滴药前,必须将外耳道脓液清理干净,否则会影响治疗效果。药液温度以接近体温为宜,不宜过冷,以免刺激迷走神经,引起眩晕、恶心、呕吐等不适。使用滴耳药前,还需仔细检查滴耳药是否过期,过期的滴耳药应弃之不用。

外耳道滴药时,患者取坐位或卧位,头偏向健侧,患耳朝上,用无菌棉签轻轻擦净外耳道分泌物。尽量拉直外耳道,然后将滴耳液沿外耳道后壁滴入2~3滴,注意药液瓶口不可触及外耳道皮肤,以免污染药液。

外耳道滴药后,应按揉耳屏,有助于药液进入耳道深部。如果是滴入耵聍软化药液,应注意滴入药液量要大,滴药后可能有耳塞、闷胀感,这属于正常现象。但极少数人对滴耳液可能会有过敏反应,如果使用滴耳药液后,出现全身大汗淋漓、烦躁不安、口唇发绀、呼吸急促或者皮肤出现荨麻疹等过敏症状,应立即停药,并及时就医。

(王云霞 阎 妍 孙 洁)

(十三)正确进行外耳道涂药

1. 外耳道涂药的注意事项有哪些?

外耳道涂药,是用消毒棉签将治疗药物,均匀涂抹于外耳道及鼓膜上的一种治疗方法。主要用于真菌性外耳道炎及外耳道湿疹的治疗。

如果操作者是医护人员,操作前,应将外耳道充分暴露于视野内,动作应轻柔,避免棉签进入外耳道时,损伤外耳道及鼓膜。如果是患者自行操作,应手持棉签近棉絮端,慢慢探入耳道深部,将药物送入,轻轻转动棉签,将药物均匀涂抹于外耳道及鼓膜上,不建议家属为患者进行外耳道涂药。使用棉签蘸取的药物软膏应适量,一般为黄豆大小即可,避免药物过多堵塞外耳道,若为术腔内涂药,药量可适当增加。外耳道涂药后,应避免外耳道进水。切勿挖耳,远离潮湿环境,保持外耳道清洁,一般涂药时间为7~10天。

2. 怎样进行外耳道涂药?

用耳科专用消毒棉签蘸上过氧化氢,仔细清理外耳道、乳突腔。然后,用棉签取适量药膏,均匀涂抹于外耳道及中耳,每日1~2次,疗程1~2周,最长不应超过3周。治疗期间禁挖耳及耳内进水,2周后需到医院复查。

外耳道涂药的方法

具体操作流程如下:患者取坐位,患耳朝向操作者。如果是患儿无法配合,可让家属将患儿侧坐抱于胸前,一只手固定患儿头部,另一只手扶压患儿手臂,双腿夹紧患儿双下肢。将患者耳郭向后方轻轻牵拉至外耳道暴露于视野内。用耳科专用棉签,蘸取适量无菌生理盐水或过氧化氢溶液,擦净外耳道分泌物。更换棉签,取适量药物软膏,均匀涂抹于鼓膜及外耳道。每日 1～2 次,每次涂黄豆大小的软膏即可。

(阎　妍　王云霞　李丹丹)

(十四)关于新生儿听力筛查

新生儿听力筛查是通过耳声发射、听性脑干反应和声导抗等电生理学检测,在新生儿出生后自然睡眠或安静的状态下进行的客观、快速和无创的检查。新生儿听力筛查,有利于帮助父母确认孩子听力是否存在障碍,可以根据孩子的情况尽早进行医治,避免错过最佳治疗时间。目前我国已将初生婴儿听力筛查,作为新生儿的普及检查项目。

1. 听力筛查未通过该怎么办?

新生儿出生 3～4 天,要进行简单的听力筛查。但新生儿听力筛查,早期可出现假阳性。如果未通过,一般要求婴儿 42 天时,再次去原地或者上级医院重复筛查。42 天仍未通过者,应在孩子 3～6 个月龄期间,到上级医院进行听力学相关检查和诊断。在复查前要请耳科医生检查孩子的鼓膜和耳道,排除中耳炎和耳道分泌物堵塞后,再进行听力的相关检查,以确保检查的准确性。如果复筛听力检查仍未通过,建议做 CT 或磁共振检查,确定孩子的内耳发育是否正常,如果检查内耳有影响听力的畸形发育,家长要听从医生建议进行下一步的检查和治疗。

如果不是内耳问题引起的听力障碍,要进行早期干预,如药物治疗、配戴助听器等。所有诊断明确有听力缺陷的幼儿,需在 6 个月龄以内,实施医学干预,包括助听器验配。对双侧重度耳聋患儿,如果使用助听器3~6个月无明显效果,应尽早实施人工耳蜗植入手术。

2. 新生儿永久性听力丧失该怎么办?

对于经严格的听力学及相关检查后,确定为永久性听力丧失的患儿,都应在6个月内实施干预。根据患儿的听力损失程度,选择助听器验配或人工耳蜗植入。

对双侧重度或极重度感音神经性听力损失患儿,使用助听器3~6个月无明显效果,可在10个月左右进行人工耳蜗术前评估,尽早实施人工耳蜗植入手术。

3. 人工耳蜗是什么?

人工耳蜗是一种模拟人类耳蜗毛细胞工作原理的电子植入体,又被称为"电子耳蜗"。它可以帮助听力损失患者"重获新生",走进有声世界。人工耳蜗的组成:包括体外部分和植入体部分(图11)。

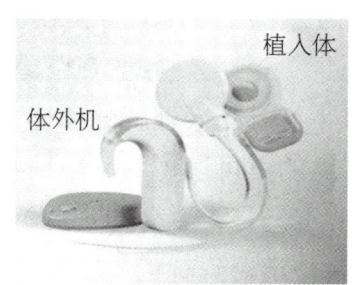

图11 人工耳蜗

体外部分:传送线圈、言语处理器(前置有麦克风)。

植入体部分:接收线圈、植入电极组。

4. 人工耳蜗和助听器有什么区别?

人工耳蜗可以绕过受损的内耳,直接刺激听神经末梢,不依赖于患者的残余听力,所以适合重度、极重度感音神经性聋患者。助听器则是采用简单的电声放大原理,要求患者有一定的残余听力,仅适合轻度至中度听力损失患者。

当新生儿听力筛查不能通过时,一定要听从专业医生的建议,进行必要的相关检查及治疗,尽早将孩子带入有声世界,以免影响孩子的正常发育,减轻残障程度。

(李丹丹　王云霞　阎　妍)

(十五)正确验配助听器

当患者听力损失到一定程度影响正常交流,经过正规治疗无改善或者是听力损失时间较长、损失程度较稳定的时候,为了提高患者的生活质量,需要选择配戴助听器,来代偿或改善听力功能。

1. 助听器验配有哪些注意事项?

配戴助听器能够在一定程度上补偿听力,帮助患者沟通与学习、提高其生活质量。但不同的人即使听力损失程度一样,使用助听器的效果也不会完全一样;同样的听力损失,同样的机型,使用助听器后效果也会完全不一样。因此,在配戴助听器前,必须进行验配。验配助听器可不像有些人理解的那样,听力不好,到卖助听器的地方买个牌子好点的就可以了。验配助听器是需要经过医生严格的检查后,才能确定您是否适合配戴助听器,以及适合配戴什么样的助听器。所以,一定要到有正规验配师的地方,进行验配后再配戴助听器。如果配戴的助听器不合适,会给您现有的听力造成损害及改变,使听力进一步下降甚至听力致残。

2. 助听器会越戴越聋吗?

如果患者是在正规听力中心进行专业选配的助听器,不仅不会让耳朵越戴越聋,而且可以帮助患者提高言语分辨能力,以及对声音的感知能力。反之,不科学的选配助听器,就非常有可能造成进一步的听力下降或者给听力损失患者带来各种困扰。长期在嘈杂的环境中生活或工作,比如餐厅、车间、超市等,如果助听器的噪声抑制功能不好,就很可能导致听力进一步下降,建议选配助听器时要选配降噪性能比较好、自动功能较多、舒适度高的助听器来帮助您保护听力。

3. 助听器如何清洁与保养？

我们知道选配合适的助听器,对于改善患者的听力非常重要,但对于已经配戴助听器的患者,助听器使用过程中的清洁与保养,依然不容忽视。如有时候感觉声音变小了,就误认为自己是听力下降了。其实,这很可能是助听器的出声孔被耵聍堵住了,或者麦克风口被灰尘堵塞,影响了助听器的效果。所以,定期对助听器进行清洁、保养很有必要。一定要养成定期清洁、保养助听器的习惯,及时到听力中心,清洁保养助听器并复查听力。

4. 助听器的验配过程是什么？

在验配助听器之前,首先要进行系统的听力学检查,以及其他相关检查,如血压、血糖、心脑功能等,以供验配师参考,决定患者是否适合配戴助听器。如果患者适合佩戴助听器,验配师还需进行一系列专业的耳科测试,才能最终为患者匹配一款合适的助听器。选择好助听器之后,还要进行助听器功能设置,使患者能够达到最佳听觉状态,并避免助听器对现有听力造成损害。验配成功后,患者会有一个配戴适应期,一般为3~6个月。需要注意的是,助听器配戴适应期期间,请您一定要遵医嘱定期复查听力效果。

5. 配戴助听器患者的日常护理有哪些？

配戴助听器像戴眼镜、假牙一样,配戴也会出现不适,比如耳闷塞感,听自己说话声音大等。因为助听器验配成功后,患者的配戴效果有一个适应期,一般3~6个月来适应新的听力环境。在适应期间患者要有耐心,坚持从短时间配戴到逐渐延长配戴时间,逐步适应。并遵医嘱定期复查,调整配置,以达到最好的听觉效果。

佩戴助听器患者的护理

验配助听器一定要到有正规验配师的地方，进行验配后再配戴。患者应掌握助听器开关机程序的正确方法，还要学会更换电池、并记住电池的具体型号，以免代购或邮购时买错型号。助听器绝对不能进水，洗脸、洗澡、游泳及下雨时，务必将助听器取下，每晚睡前可将其放在干燥的容器内。如果每天使用，可以打开电池仓，无须取出电池。掌握助听器的正确使用方法，可以有效提高其使用效果和使用寿命。

（阎　妍　李丹丹　孙　洁）

二、鼻健康

(一)鼻出血的防治

鼻出血即单侧鼻腔或者双侧鼻腔有血液溢出或流出。有间断性反复出血,亦可持续性出血。因出血的原因不同出血量也不尽相同,轻者仅为涕中带血,重者可引起失血性休克。所以,了解鼻出血的原因及预防,学会鼻出血时的正确止血方法,对于防止其带来的严重后果,有着极其重要的作用。

1. 为什么会发生鼻出血?

鼻出血是鼻腔常见症状之一。可由鼻部疾病引起,亦可由全身疾病所致。鼻出血常见的原因有以下几点。

(1)鼻外伤　鼻外伤是因外力作用直接引起鼻腔、鼻窦出血。

(2)鼻中隔偏曲　因鼻中隔处黏膜较薄,易受寒冷或不清洁空气的刺激,空气气流的流向在此又发生改变,故鼻腔黏膜变为干燥,容易破裂出血(图12,图13)。

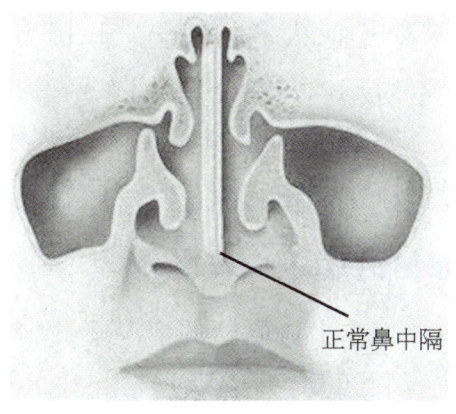

图12　正常鼻中隔

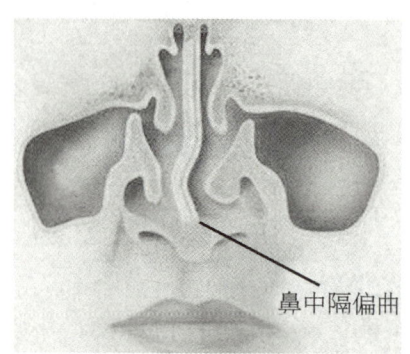

图 13　鼻中隔偏曲

（3）鼻腔异物　常见于儿童，多为一侧性鼻出血，表现为少量血涕。

（4）全身性疾病　如血液病、心血管疾病、高血压、血管硬化、肝脏疾病等也可引起鼻出血。

（5）其他　①剧烈咳嗽、擤（xǐng）鼻过重、挖鼻过深等，也可引起鼻出血。②鼻腔、鼻窦和鼻咽的肿瘤、咽扁桃体肥大、鼻窦炎等，可引起鼻出血。

由此可见，鼻出血的原因很多，排除气候、不良习惯等引起的出血，出现原因不明的鼻出血时，应及时到医院就诊。

2. 鼻出血常见的部位有哪些？

小儿及青少年鼻出血，大多在鼻腔前部，因为鼻腔前部有一组毛细血管丛，叫做利特尔区，容易引起出血。中、老年人鼻出血易发生在鼻中隔前下方，因为此处鼻黏膜比较丰富，而且黏膜比较薄、比较干，非常容易破裂出血。

3. 鼻出血如何治疗？

鼻出血属于急症，在出血剧烈的情况下，患者大都精神紧张。因此，患者应首先保持镇定，并立即进行止血。切勿过度紧张焦虑，避免因精神因素，引起血压增高，导致出血加剧。止血是鼻出血的主要治疗方法,鼻出血的止血方法主要有简易止血法、烧灼法、填塞法、鼻内窥镜下止血术、血管结扎术等。

（1）简易止血法　适用于出血量较少,出血部位明确者。患者可自行用手指捏紧两侧鼻翼,即压迫鼻中隔下方10~15分钟。同时,冷敷前额和后颈,也可反射性的减少出血。

（2）烧灼法　通常由医生操作,适用于少量鼻出血,且可见明显的出血点者,但对动脉性出血无效。

（3）填塞法　当鼻出血较剧或出血部位不明时使用。

（4）鼻内窥镜下止血术　适应于顽固性鼻出血、经反复鼻腔填塞止血不成功者、鼻部手术后出血、鼻腔解剖结构异常、鼻腔填塞困难、不能忍受鼻腔填塞者。它的优点是定位准确、方法简便、直视操作;对患者来说创伤小、并发症少、痛苦小、止血效果可靠。但是,鼻内窥镜也存在一些禁忌证,如全身出、凝血功能障碍性疾病,如血小板减少性紫癜、血友病、尿毒症,以及严重肝脏疾病引起的鼻腔弥漫性出血等。因鼻内窥镜治疗,可导致这些患者的鼻腔黏膜创面扩大。故鼻出血患者合并这些全身性疾病时,禁止进行鼻内窥镜下止血术。

（5）血管结扎术　如果保守治疗不能制止的鼻部动脉性出血,在找到确切的出血部位后,可根据其出血来源实施血管结扎术。

对于出血量大或已进行前、后鼻孔填塞的患者,应视病情使用止血药物。因全身疾病、局部疾病引起的鼻出血,还应积极治疗原发病。

4.鼻出血患者日常有哪些注意事项?

如果出现鼻出血,应立即到医院就诊,查明病因,积极治疗引起鼻出血的原发病。鼻出血如果是少量出血,可自行处理。即用拇指和示指捏紧两侧鼻翼,即压迫鼻中隔前下方10~15分钟,同时,用冰块冷敷前额及后颈。如果一次性出血量较多,应立即到医院就诊,防止意外发生。

保守治疗无效选择手术治疗者,出院后 4~6 周避免用力擤鼻、打喷嚏,避免重体力劳动及剧烈运动。鼻腔填塞的患者应尽量卧床休息,取坐位或者半卧位,减少活动,及时吐出口咽分泌物,切勿将血液咽下,以免刺激胃黏膜引起恶心、呕吐,同时也会影响对出血量的估计。鼻腔填塞期间可能会有溢泪、畏光、头痛等症状,术后抽出填塞物后,可逐渐缓解。鼻腔填塞期间尽量避免打喷嚏,以免引起填塞物的松动脱落,更不能随意抽出鼻腔填塞物,以免引起出血。填塞期间可用湿纱布覆盖口鼻部,注意多饮水,以缓解因张口呼吸造成的口干、咽干等不适。

鼻出血患者应进食冷流质饮食或温凉半流质饮食,避免进食温度过高的食物,以免引发出血。可进食高热量、高蛋白、高纤维的食物,多吃新鲜蔬菜、水果。还应注意预防便秘,保持大便通畅,如果 3 天无大便,可用缓泻剂或开塞露,防止用力排便加重鼻出血。

5. 如何预防鼻出血?

挖鼻的危害

积极治疗可引起鼻出血的各种原发疾病。多吃水果、蔬菜,多喝水,少食辛辣刺激性食物。注意防止鼻部外伤。保持居室温、湿度适宜。天气干燥时,注意补充水分,鼻腔局部应用红霉素眼膏涂抹,预防鼻腔黏膜干燥,保持鼻腔湿润,防止鼻出血发生。

养成良好的卫生习惯,纠正挖鼻陋习。鼻是人类的呼吸兼嗅觉器官,它不仅可以阻挡空气中的不洁之物,还可以起到保护呼吸道的作用。而在日常生活中,很多人喜欢经常用手指掏挖鼻孔。殊不知,挖鼻的危害非常多,挖鼻不仅影响个人美观,破坏个人形象,严重时甚至危及人的健康。

6. 鼻出血时怎样正确止血?

鼻出血时怎样正确止血

鼻出血时可用冰袋或湿毛巾放于前额冷敷,或者用冷水漱口。这种方法是利用冷疗的原理,使血管收缩,加快血小板凝聚,减少出血,以达到止血的目的。鼻出血时,患者也可用拇指和示指捏紧两侧鼻翼及其上方软骨组织,即压迫鼻中隔前下方,同时头略向前倾,持续10~15分钟(图14)。此方法应用于出血量较少,出血部位明确的鼻出血患者。需要特别提醒的是:头部不要向后仰,以防血液流向咽喉部,造成呛咳或窒息。以上方法止血无效时,应立即到医院就诊!

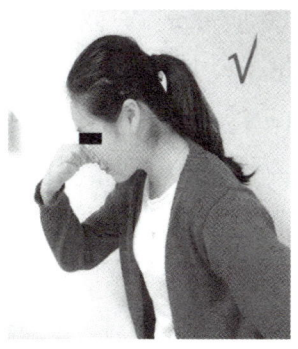

图14　正确的鼻腔止血方法

鼻出血患者因突然鼻腔出血或鼻腔反复出血,常导致患者精神紧张和恐惧,而不良情绪又可引起血压升高,诱发或加重鼻腔出血。所以,当发生鼻出血时,患者一定要保持镇定,立即进行简易法止血,尽快就医,切莫大意!

(王云霞　阎　妍　汪　岳)

(二)变应性鼻炎

变应性鼻炎又称过敏性鼻炎,是发生在鼻黏膜的变态反应性疾病,普通人患病率为10%~25%。变应性鼻炎以鼻痒、喷嚏、鼻分泌亢进、鼻黏膜肿胀等为主要特点。春、秋季为变应性鼻炎的多发季节。随着空气污染日益严重,变应性鼻炎的患病率也呈上升趋势,已成为国际关注的全球性疾病。

1. 变应性鼻炎的病因有哪些?

变应性鼻炎是一种由基因与环境相互作用而诱发的多因素疾病。其危害性存在于所有年龄阶段。主要的发病原因有以下几个方面。

（1）遗传因素　通常显示出家族聚集性。

（2）变应原暴露　变应原是诱导特异性IgE抗体并与之发生反应的抗原。它们多源于动物、植物、昆虫、真菌或职业性物质。例如：①螨虫。②花粉。③动物皮屑。④真菌变应原：霉菌向室内、外环境中释放变应原性孢子，温热环境中迅速生长。⑤蟑螂变应原：变应原常见于其粪便及甲壳中，颗粒较大，不在空气中播散。⑥食物变应原：婴儿常见的食物变应原主要是牛奶和大豆；成人常见的食物变应原主要包括花生、坚果、鱼、鸡蛋、牛奶、大豆、苹果、梨等。

2. 变应性鼻炎的典型症状有哪些?

变应性鼻炎患者，可出现鼻痒和连续的喷嚏，每天常有数次阵发性发作，随后出现鼻塞和流涕，尤以晨起和夜晚明显。鼻痒见于多数患者，有时伴有眼痒、上腭痒等症状。可有大量清水样鼻涕，双侧鼻腔流出清水样分泌物，若继发感染可变成黏稠脓样分泌物。鼻塞的程度轻重不一，单侧或双侧，间歇性或持续性，亦可为交替性。甚至会由于黏膜水肿、鼻塞而出现嗅觉障碍，多为暂时性。但若因黏膜持久水肿，导致嗅神经萎缩者，可发展成持久性的嗅觉障碍。以上症状因与刺激因素接触的时间、数量，以及患者的机体反应状况不同而各异。

3. 变应性鼻炎的并发症有哪些?

变应性鼻炎可导致一些相邻器官的并发症，如变应性鼻窦炎、中耳炎、咽喉炎，甚至发生支气管哮喘。

4. 变应性鼻炎的一般治疗方法有哪些?

变应性鼻炎一般可通过药物治疗、免疫治疗及手术治疗等。

(1) 药物治疗 变应性鼻炎常用抗组胺药、糖皮质激素、鼻内减充血剂等药物进行治疗。

抗组胺药:抗组胺药主要是抗过敏作用,包括氯雷他啶、枸地氯雷他啶等口服药物,对控制鼻痒、打喷嚏和鼻腔分泌物增多有良好的效果。

糖皮质激素:糖皮质激素主要是抗炎、抗过敏、免疫抑制作用。鼻腔局部使用鼻用糖皮质激素,可以有效缓解鼻塞、流涕和喷嚏的现象,常用的药物有内舒拿、雷诺考特喷雾剂等。口服制剂仅适用于少数重症患者,短期使用,如强地松等。糖皮质激素不宜长期使用,因其可引起多种不良反应,如向心性肥胖、满月脸、高血糖、高脂血症等。

鼻内减充血剂:鼻内减充血剂可减轻鼻黏膜水肿,缓解鼻塞症状。临床上常用赛洛唑啉鼻喷剂。需要注意的是鼻内减充血剂要在医生指导下用药,严格按照推荐剂量使用,连续用药时间一般不超过7天。

(2) 免疫治疗 变应原特异性免疫治疗,是改变变态反应性免疫疾病进程的治疗方法,常用皮下注射和舌下含服。通过使用致敏标准化变应原疫苗,持续皮下注射或舌下含服,经过2~3年刺激,达到调节免疫状态、缓解鼻部各种临床症状的目标。主要用于常规药物治疗无效的变应性鼻炎患者。但是,对于哮喘发作期、合并其他免疫性疾病、妊娠期妇女等,禁用免疫治疗。

(3) 手术治疗 对于部分药物治疗或免疫治疗不理想的患者,可考虑进行选择性神经切断术。

5. 变应性鼻炎的护理要点有哪些?

变应性鼻炎患者的护理要点主要是避免接触变应原,忌食寒凉、生冷等刺激性食物。慎食鱼、虾、蟹类海鲜食物,戒烟及避免吸二手烟,并尽量避免出入空气污浊的地方。用正确的擤鼻方法擤鼻,即擤鼻时堵住一侧鼻孔,将分泌物由另一侧向外擤出,两侧交替进行,擤鼻不可用力过猛。注意不宜过多使用血管收缩性滴鼻剂。要加强体育锻炼,提高机体免疫力。

6. 变应性鼻炎的预防措施有哪些?

变应性鼻炎的发病,与遗传和生活的环境密切相关,变应原是诱发本病的直接原因。所以做好变应性鼻炎的预防,关键在于避免接触变应原、改善生活环境。

(1)避免接触变应原 我们要通过变应原检测或长期观察,找到自己的变应原,然后敬而远之。在春季花粉过多的季节,外出可配戴眼镜和口罩,外出回家后及时淋浴。

(2)减少螨虫生长 春秋两季是出现尘螨种群的两个生长繁殖密度高峰,秋季密度高于春季。空调房间螨虫可全年繁殖,卧室内的卧具和地毯是尘螨最适合的滋生地。减少尘螨滋生的主要方法:①卧室保持整洁卫生无尘,采光良好,经常开窗通风,保持空气清新,避免潮湿。②使用易于清洗的地板材料,如木、石等,不要使用地毯。③由患者家属对卧具进行清洗、消毒、清扫工作。④被褥、枕头、衣服、窗帘等,应勤洗勤晒,将床铺、卧具中的尘土、皮屑和螨等暴晒、拍打出来,每隔10天左右用>55 ℃热水进行烫洗(100 ℃热水可使致敏蛋白变性)。

(3)控制室内霉菌和霉变发生 ①保持室内通风、干燥,避免长期阴暗潮湿。②发生霉变的衣物,应尽早扔掉。③合理保存食物,防止其霉变。④如室内发现有霉变,立即消毒。

(4)避免接触动物皮屑 对动物皮毛过敏者,不接触宠物,是最好的预防变应性鼻炎的方法。

(5)建立健康的生活方式 个人体质是变应性鼻炎发生的内在条件,决定了人体对外界刺激反应性不同。加强户外体育锻炼,增强体质,可以提高人体的抵抗力,减少变应性鼻炎发生。戒烟限酒,减少烟酒对鼻腔黏膜的不良刺激。避免接触过多化学物质、化妆品等。早晨洗脸时可用拇指、示指夹住鼻根部,自上而下用力按摩几次。因为机械性的刺激按摩,可使鼻周围血管充血,改善局部血液循环,提高鼻部的防御能力。坚持用冷水洗鼻,不但可以增强黏膜的抗病能力,还有利于清除鼻内的细菌、病毒、花粉等,从而可避免与减少流感和各种鼻炎的发生。

（6）合理饮食　饮食应清淡、均衡,多喝开水和多吃蔬菜、瓜果。尽量少食容易引发过敏的食物,如鱼、甲壳类海鲜（如虾、虾蟹等）、核果类、花生等。有些水果、蔬菜也可引发过敏,如芒果、奇异果、板栗、木瓜、凤梨、无花果、樱桃、芹菜等。可以多吃一些抗过敏的食物,如蜂蜜、红枣、胡萝卜、金针菇、洋葱、大蒜等。

7. 变应性鼻炎的居家护理有哪些?

变应性鼻炎的护理要点,主要有以下几个方面:避免接触变应原、避免接触动物皮屑、合理饮食等。

变应性鼻炎的居家护理

（1）避免接触变应原　我们要通过变应原检测或长期观察,找到自己的变应原,然后敬而远之。减少螨虫生长。控制室内霉菌和霉变发生。建立健康的生活方式:个人体质是变应性鼻炎发生的内在条件,增强体质可以减少过敏性疾病的发生。

（2）避免接触动物皮屑　对于对动物皮毛过敏者,不接触宠物是最好的避免过敏的方法。

（3）合理饮食　饮食应清淡、均衡,多喝开水和多吃瓜果、蔬菜。尽量少食容易引发过敏的食物,多吃抗过敏的食物等。

由于变应性鼻炎可引起一系列并发症,如变应性鼻窦炎、分泌性中耳炎、鼻息肉、嗅觉障碍、失眠,甚至支气管哮喘、窒息等。所以,一旦出现变应性鼻炎的症状,要引起足够的重视,及时就医!

（阎　妍　王云霞　季培沛）

(三)认识鼻窦炎

鼻窦炎是人体的任何一个鼻窦发生的急性或慢性炎症的统称。常引起头痛、鼻塞、流脓涕等不适,严重影响人们的正常生活和工作。所以,我们要正确认识鼻窦炎,了解其发生的原因及常见症状,及时做好治疗及预防工作。

1. 我们每个人有几个鼻窦?都长在鼻子上吗?

鼻窦是围绕在鼻腔周围并借助鼻腔与外界相通的含气空腔,总共4对8个,分别是额窦、筛窦、蝶窦和上颌窦。简单的说就是,2个眉毛之间的额窦(2个),2个眼睛之间的筛窦(2个),2个眼睛下边的上颌窦(2个),还有鼻子最后面,咽部悬雍垂后上方的骨头里的蝶窦(2个)(图15)。由于这些鼻窦都开口于鼻腔内,所以,感冒时很容易继发"鼻窦炎"。

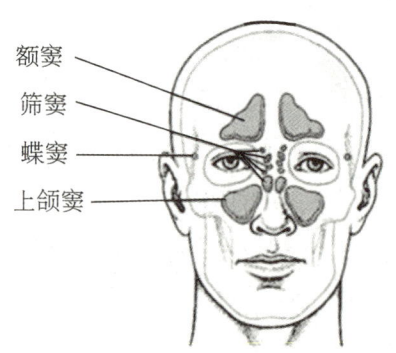

图15 鼻窦的位置

2. 发生鼻窦炎的原因有哪些?

由于鼻窦炎的病因比较复杂,经常与其他疾病共存。虽然目前还不能明确的指出每一位患者的具体病因,但其主要原因包括以下几个方面。

（1）外在因素　①感染因素：是引起鼻窦炎的首要因素，主要由病毒、细菌、真菌及寄生虫所致。②炎症因素：过敏反应，药物性鼻炎，外界刺激引起的鼻炎等。③正常通气和黏膜引流障碍，多由手术、感染和外伤所致。

（2）内在因素　①遗传因素：鼻腔黏膜纤毛结构和功能障碍。②后天获得性因素，如鼻腔新生物、鼻腔狭窄、引流受阻等，引起窦口阻塞所致。

当机体抵抗能力减弱，对外界环境的适应能力下降时，容易发生呼吸道感染，增加慢性鼻窦炎的发生概率。

3. 鼻窦炎有哪些症状？

鼻窦炎发生于不同的鼻窦，可出现不同的症状。

（1）额窦炎　额窦炎的主要症状是头痛、流泪。表现为前额部眼眶的内上角处疼痛，有时可出现流泪现象。额窦炎的头痛呈现规律性：一般是早上起床后不久开始疼痛，中午最严重，下午逐渐减轻，晚上缓解。这是因为额窦位置较高，引流口位于下方，起床后因为体位直立，脓液逐渐排空，所以症状也就随之减轻。

（2）筛窦炎　筛窦炎症状是头痛症状较轻，但是形式多种多样，有的是内眦和鼻根部疼痛、酸胀感；有的是额痛；还有的是眼睛活动时疼痛加重。筛窦炎引起的头痛也有规律，和额窦炎相似，也是晨起轻、午后重。

（3）上颌窦炎　上颌窦炎的症状是鼻头部的面部疼痛、牙痛、额部、眼部疼痛。上颌窦因在鼻头两边的面部内，它是所有鼻窦中位置最低的鼻窦。所以，上颌窦炎的疼痛，与上述鼻窦炎疼痛不同，它表现为鼻头两边的面部疼痛、按压痛或表现为前牙疼痛。如果上颌窦炎症牵扯神经，则表现为额部、眼部疼痛。上颌窦炎疼痛的一般规律是：早上起床不痛，到午后逐渐加重。这是因为上颌窦的位置较低，上颌窦的引流口在内眦的内下位置，站立后炎性脓液沉积，引流不畅，排不出去。所以，症状逐渐加重。

（4）蝶窦炎　眼球深部、后脑部、耳后部位疼痛。蝶窦位于颅底的深部，周围的结构比较复杂。蝶窦出现的疼痛比较靠后，通常是眼球深部钝痛，或者是后脑、耳后部位疼痛。因为蝶窦的自然引流口位置也较高，站立后导致引流不畅。所以，蝶窦炎表现的症状是晨起轻，午后重。

4. 鼻窦炎的分类有几种？

鼻窦炎分为急性鼻窦炎和慢性鼻窦炎。

（1）急性鼻窦炎　通常是因为感冒外感风寒等，引起的病毒或细菌侵入，导致的鼻窦急性感染。

（2）慢性鼻窦炎　通常是由于急性鼻窦炎治疗不及时，或者是迁延不愈、反复发作形成的。同时，也与患者的个人体质有关。

5. 鼻窦炎能治好吗？

鼻窦炎的治疗原则是：解除鼻腔、鼻窦引流和通气障碍、控制感染及预防并发症发生。

急性鼻窦炎的病程，一般相对较短，如果治疗及时，是可以治愈的。

慢性鼻窦炎如果 CT 检查显示：只有黏膜水肿而没有解剖结构异常、各个鼻窦的开口引流情况良好，可选择药物治疗。但是有时慢性鼻窦炎的症状即使控制了，也不代表鼻窦内的炎症完全消失，可能还存在一部分，只是症状不明显而已。如果 CT 显示解剖结构异常、炎症向外扩散，导致相邻器官发生严重并发症，影响窦口、鼻道复合体或各鼻窦引流时，就要选择手术治疗。

6. 上颌窦穿刺冲洗如何配合？

上颌窦穿刺冲洗是临床诊断和治疗上颌窦炎的主要方法，为药物治疗效果不理想，而又不愿意手术治疗的患者，提供了一种简单有效的治疗方法。上颌窦穿刺术，是用穿刺针，从下鼻道通过骨壁进入上颌窦空腔，注入冲洗液，进行反复冲洗，冲洗出窦内脓液，

上颌窦穿刺冲洗的配合

同时,向窦腔内灌注药物,具有诊断和治疗上颌窦炎的双重作用。

7. 怎样预防鼻窦炎?

鼻窦炎的预防主要是加强身体锻炼,提高自身免疫力,避免受凉,预防感冒。积极治疗急性鼻炎(感冒)和牙病。鼻腔有分泌物时,要正确擤鼻,不要用力擤鼻,应用手指捏紧一侧鼻孔,先擤净一侧鼻腔分泌物;再捏紧另一侧鼻孔,擤净鼻腔分泌物。游泳时避免跳水和呛水。饮食应清淡且富含营养,多食新鲜蔬菜、水果,忌食辛辣刺激性食物。不熬夜、不过度疲劳。天气炎热时,不要直接对着空调、电风扇吹风等。更不要再把流鼻涕当成正常现象,忽视该疾病的治疗。而是应该引起重视,及时就医治疗。

如何正确擤鼻

8. 如何正确鼻腔滴药?

鼻腔滴药主要用于治疗鼻窦炎,以及鼻腔、鼻窦手术后的局部用药。保持鼻腔湿润,防止干燥、结痂。需要注意的是:滴鼻前要轻轻的擤鼻,促进鼻腔内分泌物排出。滴鼻时,瓶口勿触及鼻孔,以免污染药液。体位要正确,使头与肩呈90°角。滴药时勿做吞咽动作,以免药液进入咽喉,引起不适。

如何正确鼻腔滴药

(阎 妍 王云霞 季培沛)

(四)防止鼻腔异物

鼻腔异物是指鼻腔中存在外来的物质,或者是内生物质存留于鼻腔。它是耳鼻喉科常见急症之一,在儿童中发生率较高,尤其是学龄前幼儿。如果儿童发生鼻腔异物,家长一定要引起足够的重视,下面就让我们一起来学习如何防止鼻腔异物的发生。

1. 鼻腔异物有哪几类?

鼻腔异物有两种分类方法,按异物性质可分为三大类:非生物类异物、植物类异物、动物类异物；按异物来源，分为内源性和外源性异物两大类。

（1）按异物性质分类　①非生物类异物，如纽扣、玻璃珠、纸卷、玩具、石块、泥土、小电池等；②植物类异物，如果壳、花生、豆类、果核等；③动物类异物，如昆虫、蛔虫、蛆、毛滴虫、水蛭等。临床以非生物类异物及植物类异物最为多见。

（2）按异物来源分类　①内源性异物：是患者自身产生，如凝血块、死骨、干酪样真菌团块等，存储于鼻腔形成异物。②外源性异物：因各种原因由外界进入鼻腔的异物，如豆类、果核、纽扣、小电池、纸卷、塑料小玩具等被塞入鼻孔，形成鼻腔异物。

2. 发生鼻腔异物的原因有哪些？

鼻腔异物的发生，主要是由于幼儿玩耍或好奇心驱使，幼儿自己或者是他人，将豆类、果核、纸卷、塑料玩具、小电池等，塞入其鼻孔内，自己取出困难或事后忘记而遗留在鼻腔，成为鼻腔异物。

热带地区水蛭和昆虫较多，可爬入露宿者的鼻腔内，成为鼻腔异物。

工矿爆破、器物失控飞出、枪弹误伤等，使石块、木块、金属片、弹丸等经面部从鼻窦、眼眶等处进入鼻腔，成为鼻腔异物。

3. 鼻腔异物有哪些症状？

儿童鼻腔异物，多有单侧鼻腔流黏稠脓涕、涕中带血和鼻塞等症状，呼气时有臭味和血腥味。有时因慢性鼻出血，可引起贫血，出现面色苍白、周身乏力、易疲劳、多汗等贫血症状。面部外伤性异物，除有外伤表现外，随异物大小、性质、滞留时间和所在位置不同，症状也有所不同。动物性异物，鼻内多有虫爬感，日久可有鼻窦炎。

成人鼻腔异物因成人可以及时发现异物，一般都会及时就医。而儿童鼻腔异物患者，因年龄较小，多出于好奇心，过后就会遗忘，往往就医不及时。轻则造成鼻腔炎症改变，重则还有可能造成气道异物,引起呼吸困难,甚至窒息,后果非常严重。

4. 发现孩子鼻腔有异物,该怎么办?

家长平时应多关注孩子,及时发现其鼻腔异物的症状,如果出现单侧鼻塞、流脓涕、涕中带血、呼气有异味等,就应怀疑有鼻腔异物,并应及时到医院就诊。同时,家长一定要保持镇静,切勿慌张,安抚孩子不要哭闹,以免造成异物误吸进入气道,造成气道异物,引起呼吸困难,甚至窒息,危及生命!

如果异物在鼻腔前端,前鼻镜检查即可发现异物,医生会根据异物的位置、形状选择合适的方法取出。如果孩子年龄较小不能配合时,就需要家长配合医生,进行检查和治疗。即家长用双腿夹紧孩子双腿,一只手固定孩子头部,使头轻微后仰,另一只手固定孩子两只胳膊,以免孩子乱动。

如果异物处于鼻腔后端,需要在鼻内窥镜下进行异物取出。如果孩子无法配合,为避免误吸,应进行全麻手术取出。

对于不能钩出的较大鼻腔异物,可用粗型鼻钳将异物夹碎,然后分次取出。对有生命的动物性鼻腔异物,需要先用氯仿棉球塞入鼻腔,使之失去活动能力,再用鼻钳取出。

5. 鼻腔异物的护理要点有哪些?

一旦发现鼻腔通气不畅或流脓涕,应及时到医院就诊。注意观察患儿呼吸,防止窒息。一旦发生呼吸困难,立即做相应处理。异物取出后,遵医嘱进行鼻腔滴药。同时,要注意保持鼻腔清洁,避免感染。也不要用力擤鼻涕,防止引起鼻出血。

6. 如何预防小儿鼻腔异物?

家长平时要教育孩子不要将小物品塞入鼻腔,如豆类、果核、玻璃球、纽扣等。也不要让3岁以下的孩子吃坚果类食物,如花生、瓜子、核桃等。不要让幼儿玩较小的玩具,要买体积稍大、圆钝的、不易拆解的玩具,要及时发现玩具上将要脱落的小部件,并及

如何预防小儿鼻腔异物

时固定,这样可以避免孩子把玩具或者小部件塞入鼻腔,避免鼻腔异物的发生。如有飞蝇、飞蚊吸入鼻中,切勿掏挖鼻孔,可用正确擤鼻方法擤出异物。教育孩子在吃饭时不要说笑或者哭闹,避免食物误入鼻腔。

家长如果发现孩子鼻腔有异物也不要慌张,一定要保持镇定并及时到医院就诊,配合医生取出异物。儿童鼻腔异物重在预防,只有提前做好预防工作,才能从根源避免鼻腔异物的发生,各位宝妈一定要记住哦!

(王云霞 阎 妍 裴艳琪)

(五)鼻骨骨折

鼻是面部最突出的部位,易受外力所伤。鼻部骨质薄而宽,且缺乏周围骨质的支撑,比较脆弱,容易发生骨折。鼻骨骨折多由直接暴力引起,如鼻部遭受拳击、运动外伤、交通事故及小儿扑跌时鼻部或额部着地等,均可引起鼻骨骨折发生。

1. 鼻骨骨折有哪些症状?

发生鼻骨骨折时常可出现鼻畸形、肿胀、鼻出血、鼻塞等症状。

(1)鼻畸形 因鼻骨骨折所致鼻部外观的畸形改变。

(2)肿胀 鼻及其周围组织肿胀。

(3)鼻出血 伤及鼻黏膜、血管时可有鼻出血,出血量多少不等。

(4)鼻塞 鼻黏膜肿胀、鼻中隔偏曲、鼻中隔血肿等,均可导致鼻塞。

(5)鼻清水样物流出 如果出现鼻清水样流出,则提示存在脑脊液鼻漏。

(6)视力下降、复视 如果有视力下降、复视等情况,提示有眶壁及视神经受损。

(7)头痛、意识丧失　如果出现头痛、意识丧失,则可能有颅内损伤。

2. 发生鼻骨骨折时怎么办?

"医生,我鼻子肿了,要坏掉了,快救救我吧!"很多鼻骨骨折患者都会伴有局部疼痛、肿胀、鼻出血、鼻及鼻骨周围畸形等症状,依据所受暴力的方向、强度等不同,还可能伴由鼻塞、皮下气肿、鼻中隔偏曲、脱位等不同症状。这些症状外观明显,使患者感觉痛苦、恐惧而产生紧张情绪。当出现这种情况时患者一定不要惊慌,要保持镇定,避免情绪波动,引起血压升高,加重鼻部症状。同时,要及时到医院就诊,寻求医生的帮助。医生会根据患者的情况,建议患者做鼻骨正侧位 X 射线、CT、鼻骨三维重建等一系列检查,鼻骨骨折大体可以分为移位和未移位两种情况,两种情况处理的方法是不相同的。

出现鼻骨骨折时,一定要及时到医院就诊,同时,可用冰袋等对鼻背部冷敷,但要避免用力按压鼻部。对于未移位的鼻骨骨折,鼻腔外形、鼻通气不受影响的患者,无须特殊处理,待其自然愈合。移位的鼻骨骨折,应待局部软组织肿胀消退后进行复位。

常用的复位方法有以下 3 种。①闭合式复位法:复位的时机最好在伤后 10~14 天以内进行,如果鼻骨骨折超过两周,因骨痂形成可给复位带来一定的困难。②开放式复位法:闭合式复位不成功或陈旧性鼻骨骨折,需采用开放式复位。③鼻内镜下鼻骨骨折复位术:适用于闭合式复位术失败、外伤后 14~30 天,合并鼻中隔偏曲的患者。

3. 针对鼻骨骨折的护理要点有哪些?

鼻骨骨折患者大多精神紧张和恐惧,所以,护理鼻骨骨折患者,首先要缓解患者的不良情绪,安抚患者,使其保持镇定。同时,还要注意观察患者鼻腔情况,记录出血量。给予鼻部冷敷,但要注意避免鼻部受压。按医嘱应用止痛药物。另外,还要让患者注意

鼻骨骨折复位术后患者的护理

休息,禁止头部直接吹风。戴眼镜者,暂取下,避免鼻部受压。

4. 鼻骨骨折复位术后患者的护理有哪些?

鼻骨骨折的治疗,首先要把骨折的鼻骨,复位到原来的位置,然后行鼻腔填塞固定以支撑鼻骨,填塞时松紧要适宜,填塞时间一般是根据骨折的情况决定的,术后要注意保护鼻部,避免碰撞及压迫。

鼻部复位术后,鼻腔填塞期间可能会出现鼻部胀痛,严重者出现反射性头痛,导致患者烦躁不安,所以要注意安抚、鼓励患者,消除其不良情绪。

注意观察患者鼻腔情况,记录鼻腔、口中分泌物的性状、颜色及量,发现异常及时处理。保持鼻面部清洁,及时拭净鼻腔流出的分泌物。

给予鼻额部冷敷,减轻疼痛,要避免剧烈运动,防止鼻部再次受伤。如有咳嗽、变应性鼻炎者,还要尽量控制咳嗽和喷嚏。可做深呼吸,制止打喷嚏,以免引起出血。

由于鼻腔不通畅,患者需张口呼吸,而张口呼吸时间过久,则可引起咽喉干燥、疼痛。所以,需注意保持室内空气的新鲜与湿润。每天可以用生理盐水棉球,进行口腔护理,双层湿纱布覆盖口唇,少量多次饮水等方法,以缓解口腔和喉部的不适。

当填塞物取出后,鼻腔黏膜逐渐结痂,此时千万不可抠鼻、挖鼻,以免鼻出血发生。鼻骨骨折复位患者,出院后也不能掉以轻心,洗脸时不要触及鼻部,不能让鼻部受到挤压,更不要用力擤鼻,以免鼻骨再次受伤。

饮食指导:术后要少食多餐,温凉半流质饮食,忌食辛辣刺激性食物。不吃坚硬食物;避免因咀嚼引起疼痛。多饮水,多食蔬菜、水果及粗纤维食物,保持大便通畅。

冬天及春天出门,需要佩戴口罩,防止冷空气和花粉刺激鼻腔。同时,还要注意防寒保暖,预防感冒。定期复查,以便观察骨折复位效果。

鼻骨直接影响人的面部美观,以及鼻腔的正常生理功能。所以,当出现鼻骨骨折时,一定要及时到医院就诊,避免造成鼻部畸形和鼻腔功能的损伤。

(阎 妍 王云霞 汪 岳)

(六)正确认识脑脊液鼻漏

如果鼻腔间断或持续的流出清亮、水样液体,您是不是认为这只是普通的小感冒,而并不是什么大问题呢?但其实这种情况,可能就是脑脊液鼻漏。如果没有及早发现和及时治疗,可能会引起颅内感染,甚至危及生命!因此,我们要对脑脊液鼻漏,有个清醒正确的认识,能够及时发现、及时治疗脑脊液鼻漏,并防止其带来的严重不良后果。

1. 什么是脑脊液鼻漏?

正常的脑脊液是充满脑室系统、蛛网膜下隙和脊髓中央管内的无色透明液体。如果脑脊液经颅前窝、颅中窝底或其他部位先天性或外伤性骨质缺损处流入鼻腔,就称为脑脊液鼻漏。

2. 脑脊液鼻漏发生的常见原因有哪些?

脑脊液鼻漏分为创伤性脑脊液鼻漏和非创伤性脑脊液鼻漏,病因如下。

创伤性脑脊液鼻漏常见原因:车祸、外伤、颅内肿瘤手术等。

非创伤性脑脊液鼻漏常见原因:非创伤性脑脊液鼻漏也称自发性脑脊液鼻漏,它的发生可能与先天性颅底及硬脑膜缺损有关。

3. 脑脊液鼻漏有哪些临床表现?

脑脊液鼻漏的主要表现:鼻腔间断或持续流出清亮、水样液体,单侧多见,患者在低头、用力咳嗽等情况下,流量会增加。

脑脊液鼻漏多见于外伤时,有血性液体自鼻孔流出,其痕迹的中心呈红色而周边清晰,或鼻孔流出的无色液体,干燥后不会结痂。脑脊液鼻漏,多在外伤后立即出现,迟发者可在数天、数周甚至是数年后出现。

4. 脑脊液鼻漏怎样治疗?

脑脊液鼻漏的治疗有非手术治疗和手术治疗。

(1)非手术治疗　脑脊液鼻漏患者,一般情况下,均需先进行非手术治疗2~4周。绝对卧床,患者可取头高足低位,床头抬高15~30厘米。保持鼻腔局部清洁。防止感冒,保持大便通畅,预防颅内压增高。应用敏感抗生素预防颅内感染。

(2)手术治疗　对于经非手术治疗无效者,需要进行手术治疗。而对于急性颅底损伤患者,入院后应立即给予清创和颅底缺损修复。医源性脑脊液鼻漏,也须当即修复。对于迟发性外伤性脑脊液鼻漏,多需手术修补。肿瘤所致脑脊液鼻漏,应在手术同时修复。另外,对于反复发生化脓性脑膜炎者,也需及早手术修补。

5. 怎样护理脑脊液鼻漏的患者?

脑脊液鼻漏患者的护理

发生脑脊液鼻漏时,细菌很容易通过裂口进入颅内,造成脑膜炎等疾病,严重时可危及生命。所以,当脑脊液鼻漏发生时,主要从以下几个方面护理,以防止严重并发症的发生。

(1)病情观察　早期及时发现脑脊液鼻漏,脑脊液鼻漏80%为外伤及手术所致,如果外伤或手术后患者,出现鼻腔间断或持续流出清亮、水样液体,应考虑为脑脊液鼻漏。同时,注意观察患者的生命体征,禁止鼻腔填塞、鼻腔冲洗、鼻腔滴药。严禁经鼻插胃管或鼻导管,禁止腰椎穿刺。遵医嘱使用抗生素预防颅内感染。注意保持鼻腔清洁,鼻孔处放置干棉球,浸透后及时更换,以便估计脑脊液漏出量。

(2)防止颅内压增高　预防颅压增高,患者可取头高足低位,床头抬高15~30厘米。注意预防感冒,避免擤鼻涕、打喷嚏、剧烈咳嗽或用力排便,防止便秘,保持大便通畅,防止颅内压增高。

(3)饮食护理　限制饮水量及食盐摄入量,宜进食高热量、高蛋白、高维生素饮食,禁食辛辣刺激性的食物。

（阎　妍　李丹丹　王　莉）

(七)了解鼻负压置换治疗

1.什么是鼻负压置换治疗?

鼻负压置换治疗,是采用间歇吸引法抽出鼻窦内空气,使鼻腔内形成负压。停止吸引时,在大气压的作用下,滴入鼻腔的药液可以经窦口流入窦腔,从而达到治疗鼻窦炎的目的。鼻负压置换疗法的原理是利用鼻腔鼻窦的正负压交替变化,使脓液排出鼻窦,药液进入鼻窦内。这样即可保证药物的有效浓度,又可明显延长药物的作用时间,从而发挥药物的最佳治疗效果。

家庭简易鼻负压置换疗法

传统的鼻负压置换治疗,需要利用吸引器来完成,且患者必须到医院进行治疗,极易造成治疗不连贯,治疗效果不理想。我院护理人员根据多年临床经验,依据正负压的治疗原理,潜心研究出一套简易的鼻负压置换治疗方法,患者在家中即可完成鼻负压置换治疗,简单易行,疗效显著。

2.鼻负压置换治疗需要准备哪些用物?

鼻负压置换治疗需要准备下列用物:橡皮管、橄榄头、0.1%赛洛唑啉滴鼻液、治疗盘、0.9%氯化钠溶液、少许棉球、抗生素药液等。

3. 如何进行鼻腔冲洗和鼻负压置换治疗？

鼻腔冲洗的方法

患者首先要擤净鼻涕。如果患者鼻涕较多，可用0.9%的氯化钠溶液冲洗鼻腔后，再进行鼻负压置换治疗。

冲洗完毕。协助患者仰卧，肩和床头平齐，头尽量后仰，使下颌尖与外耳道连线与床平面垂直。两侧鼻腔各滴入赛洛唑啉0.1%滴鼻液2～3滴，滴鼻后，保持头位不动5 min。然后，嘱患者缓缓起身，擤鼻。

再保持仰卧位，头后仰与身体垂直。两侧鼻腔各滴入抗生素液10～12滴，如氧氟沙星滴鼻液，儿童酌减。患者闭口不能漏气，拇指、示指捏紧双侧鼻翼，封闭前鼻孔，同时，用力吸气（吸气时间尽量长，使鼻腔、鼻窦内形成负压与正压，使药液流入鼻窦），然后松开口鼻。吸气至少30次，以坐起后药液不易流出为佳。

4. 鼻负压置换治疗有哪些注意事项？

鼻负压置换治疗方法虽然简单易行，但在治疗过程中，还需要注意以下几点。

（1）操作前一定要清理鼻腔分泌物。

（2）体位要正确，这样才能让药液更好的进入鼻窦腔。

（3）进行鼻腔滴药时，药瓶不可触及鼻孔，以免污染药液。

（4）操作过程中要注意观察患者反应，如有不适，立即停止操作，尤其是老年患者，体位恢复时一定要慢，注意防止体位性低血压的发生。

（5）操作结束后，患者15分钟内不可擤鼻及弯腰低头，以保证进入鼻窦腔的药液，保留时间更长，充分发挥药物的治疗作用。

（6）鼻出血、高血压、鼻部术后患者，禁止进行鼻负压置换。

（7）鼻负压置换治疗，每天2次，连续7天即可，不可长时间进行治疗，以免造成药物性鼻炎。

您学会了吗？一定要认真学习方法，牢记注意事项。更要注意养成良好的生活习惯,强身健体,增强机体抵抗力,才可能更好的远离疾病,保持健康!

(阎 妍 王云霞 王 莉)

(八)了解鼻内窥镜检查

1. 什么是鼻内窥镜检查?

鼻内窥镜检查是用带有光线充足的冷光源,通过镜像放大,能深入鼻腔清晰地观察鼻腔的解剖结构,主要观察鼻腔黏膜颜色、分泌物性质和来源、窦口鼻道复合体结构形态及有无息肉、新生物等,也可观察鼻咽部情况,并在直视下取活组织进行病理检查。鼻内镜能够帮助医生明确诊断,及时发现鼻腔及鼻咽部的异常,适合各个年龄组的患者。

2. 鼻内窥镜检查有哪些优点呢?

鼻内窥镜检查过程时间短、患者创伤小、痛苦少,镜下所见直观、清晰,可以明确诊断、精准治疗。

3. 为什么要做鼻内窥镜检查?

鼻内窥镜检查的目的有以下几个方面。
(1)寻找鼻出血的部位:在鼻内窥镜下直视止血。
(2)寻找异常分泌物的来源。
(3)进行鼻窦、鼻咽部肿物的定位及直视下活检。
(4)进行脑脊液鼻漏的漏口定位。
(5)进行鼻-眼眶-颅底微创手术术前检查、术后换药及术后复查。

4. 鼻内窥镜检查有哪些适应证？

鼻内窥镜检查的适应证有以下几个方面。
（1）鼻内出血、鼻涕带血，尤其回吸鼻涕带血。
（2）鼻内分泌物来源不明、鼻塞原因不明。
（3）鼻咽部及鼻腔内占位性病变的定位。
（4）鼻腔、鼻咽部新生物取活检。
（5）鼻源性头痛及不明原因的头痛。
（6）脑脊液鼻漏的定位。
（7）嗅觉障碍病因检查。
（8）鼻泪管堵塞时排除鼻内病变。
（9）鼻腔异物的取出。
（10）内镜术前检查、术后随访及鼻咽、鼻腔肿瘤放疗后随访。

5. 鼻内窥镜检查有哪些禁忌证？

鼻内窥镜检查的禁忌证如下。
（1）严重心肺器质性病变患者及不能耐受检查者。
（2）活动性鼻腔、咽部大出血合并失血性休克患者。
（3）疑似鼻腔或者鼻咽血管瘤患者禁忌活检。

6. 如何配合鼻内窥镜检查？

如何配合鼻内窥镜检查

鼻内窥镜检查前的准备：首先我们要了解鼻内窥镜检查的目的，以及配合方法，放松、缓解紧张情绪。鼻内窥镜检查前确定有无高血压、心脏病、血液病、哮喘病和麻醉药物过敏史。

检查前练习张口呼吸：学会抑制打喷嚏的方法，防止检查过程中，因经鼻腔呼吸造成的内窥镜模糊，影响检查视野。抑制打喷嚏的方法有：保持情绪稳定、避免遇到强光刺激或用手指按压人中穴。

鼻内窥镜检查时的配合：鼻内窥镜检查的麻醉方式有局部麻醉和全身麻醉。鼻内窥镜检查时，需要应用0.1%盐酸丁卡因，进行鼻腔表面麻醉,可收缩鼻腔血管。及时有效的术腔麻醉,可减少创面出血,增加被检查者的舒适感,提高检查成功率。对于哭闹、抗拒的儿童和位置较深、体积较大的鼻腔异物及鼻窦异物,需要住院进行全麻手术。

检查体位:取平卧位,头部抬高15°~30°,检查过程中用口呼吸,不能用鼻呼吸,要避免打喷嚏,以免损伤鼻腔黏膜,引起出血和疼痛。

鼻内窥镜检查后注意事项:如果检查过程中使用的是局部表面麻醉,麻醉药物可持续1.5小时左右,需待麻醉药物作用消失后,方可进水或者进食,进食速度不宜快,以免引起消化道反应。如果是全麻手术,术后需严密观察患者的生命体征,麻醉清醒后6小时,方可进食进水。

(阎 妍 王云霞 裴艳琪)

三、喉健康

(一) 关注"打呼噜"

我们俗称的"打呼噜"即打鼾,医学上叫做睡眠呼吸暂停低通气综合征,在临床上主要分为3种类型,分别是阻塞型睡眠呼吸暂停、中枢型睡眠呼吸暂停和混合型睡眠呼吸暂停。打鼾是一种常见的睡眠呼吸紊乱现象,它是睡眠过程中,上呼吸道气流阻力增加,引起咽腔软腭或舌根振动,伴随呼吸的节律而发出的一种声音,即"鼾声"。打鼾是耳鼻喉科常见的疾病之一,也是一种普遍存在的睡眠现象,多数人不以为然,还有人把打呼噜看成睡得沉、睡得香的表现。其实,打鼾是一种疾病。由于打鼾者睡眠中经常出现呼吸暂停,导致人体重要器官及全身多个系统的缺氧,甚至窒息死亡。

1. 引起打鼾的原因有哪些?

引起打鼾的原因很多,有局部原因,也有全身因素。下面我们就来具体介绍。

(1) 局部原因 ①上呼吸道狭窄:鼻、咽、软腭及舌根部是主要发生狭窄的部位。②喉部上方被阻塞:鼻中隔偏曲、鼻息肉、扁桃体肥大、腺样体肥大、鼻咽部肿瘤、悬雍垂过长、舌体肥大、颌骨畸形等常引起打鼾。多数局部因素引起的打鼾,可以通过耳鼻喉专业的治疗改善其症状的。

(2) 全身因素 ①肥胖:肥胖是引起打鼾的常见原因,可能由于肥胖者舌体肥厚、咽部过多脂肪沉积堵塞气道,以及肥胖性换气不足,导致呼吸不畅,引起打鼾。②内分泌紊乱:如女性绝经后的内分泌失调、肢端肥大症导致的舌体肥大、甲状腺功能减退引起的黏液性水肿等,都可引起打鼾。③老龄因素:老年人因肌肉松弛、肌张力减退,导致咽壁塌陷、松弛而引起打鼾。

2. 打鼾有哪些临床症状?

打鼾是患者睡眠过程中发出鼾声,主要有以下几种症状。

(1)高调鼾声 这种鼾声音量大,十分响亮,鼾声不规则,时而间断,此时为呼吸暂停期。

(2)白天嗜睡 患者表现为日间发生困倦或嗜睡感,可立即入睡,无法控制。由于夜间睡眠质量不高,常有晨起头痛、倦怠、过度嗜睡、记忆力下降、工作效率低、行为怪异等症状。

(3)呼吸暂停 睡眠中呼吸暂停频繁发作,常常惊醒,甚至突然坐起,大汗淋漓,有濒死感。在睡眠中常发生类似拍击样、震颤样四肢运动及梦游症等。

(4)口干 因张口呼吸所致。

3. 打鼾会引起哪些并发症?

由于打鼾反复出现呼吸暂停,造成大脑、血液严重缺氧,形成低氧血症,从而诱发高血压、冠心病、心力衰竭、脑血栓、脑出血、心律失常、心绞痛、心肌梗死等严重并发症,以及糖尿病、神经衰弱、胃食管反流、肝肾功能损害、嗜睡、交通事故、肥胖加重、性功能减退等,儿童患者则影响其生长发育。

4. 打鼾应该做哪些检查?

打鼾患者应该进行多导睡眠监测、影像学检查、鼻咽纤维镜检查等,查找引起打鼾的原因。

(1)多导睡眠监测 多导睡眠监测是诊断打鼾最权威的方法,检测的项目包括脑电图、眼电图、肌电图、心电图、胸腹壁呼吸运动、膈肌功能、口鼻气流及血氧饱和度等。

（2）影像学检查　可间接了解气道,检查气道阻塞部位,并可对打鼾做出初步诊断。

（3）鼻咽纤维镜检查　可以了解患者鼻咽、口咽和喉的情况,包括软组织情况,气道阻塞部位和程度,鼻道及周围有无肿物和肿块等。

5.打鼾的治疗方法有哪些?

打鼾的治疗,可以先进行保守治疗,部分患者经过保守治疗,症状可得到改善或消失。如果保守治疗的效果不理想,可以进行手术治疗。手术治疗的目的,在于减轻和消除气道阻塞,防止气道软组织塌陷。

（1）保守治疗　①调整睡眠姿势:尽量取侧位或俯卧位,因侧位可减少舌根后坠,故与仰卧位相比,可使呼吸暂停症状减轻。必要时可在患者睡衣背侧上方,缝制一弹性小球状物,有利于控制睡眠姿势,减少仰卧机会。俯卧位也可避免舌根后坠,但难以长时间坚持。②减肥:控制食物量、增加运动、辅以中医减肥疗法。③戒除烟、酒:酒精可使肌肉松弛,张力降低,增加呼吸紊乱频率和缺氧的严重程度。不吸烟也可减少对呼吸道的不良刺激。④鼻腔持续正压通气:睡眠时用面罩,将正压空气送入气道。⑤药物治疗:遵医嘱睡前服用抗忧郁药物。

（2）手术治疗　选择何种手术方法,是根据气道阻塞部位、严重程度、是否有病态肥胖及全身情况来决定。常用的手术方法有以下几种。①扁桃体、腺样体切除术:这类手术适用于有扁桃体增生所致的成人患者或腺样体增生所致的儿童患者。一般术后短期有效,随着青春发育,舌、软腭肌发育后,仍然可复发。②鼻腔手术:由于鼻中隔偏曲、鼻息肉或鼻甲肥大引起鼻气道阻塞者,可行鼻中隔成形术、鼻息肉或鼻甲切除术,以减轻症状。③舌成形术:由舌体肥大、巨舌症、舌根后移、舌根扁桃体增大者,可行舌成形术。④悬雍垂腭咽成形术。手术的目的是增加软腭、扁桃体窝与咽后壁之间的空隙,以利睡眠期间减少上呼吸道的阻力。因颌骨畸形引起的口咽及下咽部气道阻塞引起的打鼾,可以通过颌面外科治疗,矫正颌骨畸形,以改善打鼾的症状。

总之,治疗打鼾的手术方式多种多样,医生主要是根据患者的不同情况,选择合适的手术方式。如果打鼾已经影响您的身体健康,请您一定要配合医生,及时选择手术治疗,以免打鼾给您带来严重不良后果。

6.怎样预防打鼾?

预防打鼾首先是要控制饮食,戒除烟、酒。同时,加强锻炼,防止肥胖。还要积极治疗各种引起打鼾的原发病,避免打鼾发生。更要从思想上重视打鼾,加深对打鼾引起的并发症的认识,争取早发现、早治疗,避免打鼾造成严重不良后果。

由于长期打鼾导致呼吸暂停时间过长,78%可诱发缺氧性脑萎缩,甚至造成猝死,全球每天约有4 000人死于因打呼噜造成的各种疾病!所以做好预防工作至关重要!

(王 莉 王云霞 阎 妍)

(二)宝宝睡觉打鼾不容忽视

儿童睡眠打鼾为小儿常见病症,也是儿童睡眠呼吸障碍最突出的症状,对儿童生长发育有着不同程度的损害。打鼾,俗称打呼噜,是指睡眠时,呼吸气流通过上呼吸道中狭窄气道时,阻力增高,引起咽腔软腭或舌根振动,伴随呼吸的节律而发出的一种声音,即"鼾声"。

1.宝宝为什么会睡觉打鼾呢?

儿童打鼾的原因主要与腺样体肥大、慢性扁桃体炎、鼻窦炎、小颌畸形、肥胖等有关。因为这些疾病,都可以造成上呼吸道阻塞,从而引起打鼾。

(1)扁桃体肥大　扁桃体肥大指的是一种临床体征,表现为口腔中的扁桃体体积病理性增大。

(2)腺样体肥大　腺样体也叫咽扁桃体或增殖体,位于鼻咽部顶部与咽后壁处,属于淋巴组织,表面呈橘瓣样。腺样体和扁桃体一样,出生后随着年龄的增长而逐渐长大,2~6岁时为增殖旺盛的时期,10岁以后逐渐萎缩。由于儿童鼻咽腔狭小,如果腺样体肥大,堵塞后鼻孔及咽鼓管咽口,可引起打鼾并影响呼吸。

(3)小颌畸形综合征　小颌畸形综合征,是指以新生儿、婴儿时期的先天性小颌畸形、舌下垂、腭裂以及吸气性呼吸道阻塞为特征的综合征。

(4)肥胖　可能由于肥胖者舌体肥厚、咽部过多脂肪沉积堵塞气道,以及肥胖性换气不足,导致呼吸不畅,引起打鼾。

(5)环境及生活因素　儿童睡眠环境中出现父母吸烟者,虽然二手烟不是导致儿童睡眠打鼾的直接原因,但烟雾可能使儿童易患急、慢性鼻炎,腺样增殖体肥大及破坏气道的纤毛防御功能,使之发生反复的呼吸道感染。

2.腺样体肥大和扁桃体肥大有哪些症状?

腺样体肥大,是腺样体及邻近器官因炎症的反复刺激而发生的病理性增生,典型的症状包括打鼾、张口呼吸、鼻塞、流涕、夜间阵咳等。另外,腺样体肥大还会导致儿童颌面部发育异常,如上颌骨变长、硬腭高拱、上牙突出、上下唇肥厚,俗称"腺样体面容"。

扁桃体肥大可造成口咽部有效通气面积下降,气道狭窄,主要症状是呼吸不畅、张口呼吸、气喘、低热、扁桃体化脓等(图16),打鼾是扁桃体肥大比较严重的表现,除此之外,还会出现双耳听力下降,以及白天嗜睡、反应迟钝等。

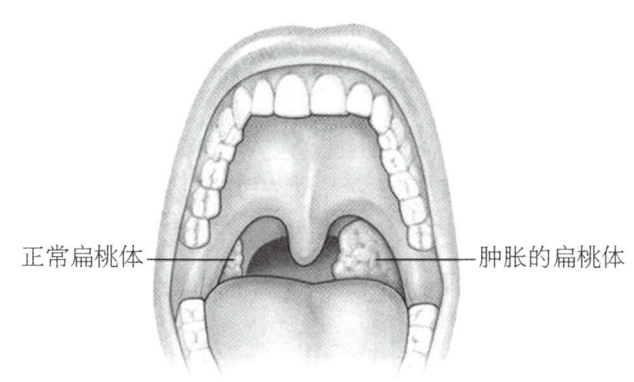

图16　正常的扁桃体及肿胀的扁桃体

3. 小儿腺样体肥大和扁桃体肥大一定要手术吗？

耳鼻咽喉科医生，在门诊经常遇到小儿腺样体肥大、扁桃体肥大引起的打鼾，甚至有呼吸暂停及分泌性中耳炎的患者，反复在多家医院就诊，医生建议其手术，但是，患者家长却纠结于患儿年龄小、是否能耐受手术、麻醉对小孩的智力是否有影响、切除扁桃体是否会降低患儿免疫力等问题，而拒绝手术。但是如果小儿扁桃体过度肥大，已经影响到小儿的呼吸及睡眠时，一定要及早手术治疗。否则会影响其生长发育及智力，并可引起面部骨质发育异常，出现面容改变即越长越丑。所以，家长一定要充分认识到小儿打鼾的危害性，发现孩子打鼾，应及时到正规医院就诊，去除致病因素，防止影响孩子的正常发育。

4. 如何缓解宝宝打鼾的症状？

宝宝睡觉打鼾，主要是因为各种原因引起的上呼吸道阻塞，要缓解宝宝打鼾，必须解除上呼吸道阻塞，我们可以从以下几个方面来缓解宝宝打鼾的症状。

（1）生理盐水滴鼻　将宝宝抱起，向两侧鼻腔各滴1滴生理盐水,然后让孩子躺下,用洗鼻器把鼻腔分泌物吸干净,解除鼻腔阻塞,通畅呼吸道,缓解打鼾。

(2)清除奶块淤积　妈妈给宝宝喂奶后,不要立即将宝宝放在床上,而应将其抱起,轻拍背部,防止宝宝因奶块淤积而打鼾。如果奶块淤积较严重,可以用生理盐水鼻腔滴入,每次1~2滴。

(3)用湿毛巾擦鼻子　准备1条小毛巾,用温水浸透,然后轻轻地一按一擦孩子的鼻部,重复多次,鼻涕或鼻塞物被水软化后很容易被清除。

(4)避免过度肥胖　在不影响身体健康的前提下,科学减肥,避免孩子过度肥胖导致的打鼾。

宝宝睡觉时打鼾该怎么办

5.宝宝睡觉时打鼾该怎么办?

各位宝妈,宝宝打鼾危害大,如果您的宝宝睡觉打鼾一定要引起重视哦!首先要注意保持宝宝的饮食营养均衡。合理喂养,要适当增加宝宝食物的种类,及时添加辅食。可以带宝宝多进行户外活动,享受温暖的阳光,增强宝宝抵抗力,以降低呼吸道感染的概率。注意孩子用的枕头不要过高,睡觉时尽量让孩子侧卧,以保持呼吸道通畅。注意防止孩子感冒,因感冒可以加重呼吸道阻塞。保持宝宝鼻腔通畅,及时清除宝宝鼻腔内的分泌物,尤其是在宝宝感冒的时候。训练孩子经常深呼吸,保持呼吸道通畅,减少打鼾次数。

(王云霞　王　莉　赵晋平)

(三)小儿气道异物

气道异物是临床常见的危重急症之一,为外源性物质(花生、豆类等)或内源性物质(如呼吸道干痂、血凝块等)误入气管、支气管所致。常发生于5岁以下儿童,3岁以下幼儿约占90%,偶见于成人。如果治疗不及时,可发生窒息或心肺并发症而危及患者生命。异物可存留在咽喉腔、气管和支气管内,引起声音嘶哑、呼吸困难甚至窒息死亡!所以学会气道异物的急救方法对于我们每个人来说都非常重要,当我们面对气道异物的时候,能够及时做出正确处理,挽救患者生命!

1. 常见的气道异物有哪些?

常见的气道异物有外源性异物和内源性异物。

(1)外源性异物　外源性异物为从外界吸入的物质,如食物、小玩具等。

(2)内源性异物　内源性异物为呼吸道的干痂、血凝块等。

2. 为什么儿童容易发生气道异物?

儿童之所以容易发生气道异物,首先是因为儿童的臼齿尚未萌出,咀嚼功能不完善,不能将花生、瓜子、豆类等硬质或带核食物嚼碎,加之喉防御反射功能不健全,哭闹、跌倒或嬉笑时,食物容易误入气道,这是气道异物最常见的原因。其次,儿童进食时哭闹或嬉笑,口含玩具玩耍,部分幼儿将针、钉及纽扣、笔帽类等含于口中,深吸气时吸入气道,或者突然说笑时发生误吸,导致气道异物。

3. 发生气道异物时会出现哪些症状?

发生气道异物时,不同时期及异物所在部位的不同,可能会有不同的临床症状,分别表现如下。

(1)异物进入期　异物经过声门进入气管,引起剧烈呛咳、憋气、面色潮红。异物嵌于声门,可致窒息。

(2)安静期　异物进入气管支气管后即停留于内,可无症状或轻微咳嗽、轻度呼吸困难及喘鸣。如果是小的金属异物滞留在支气管内,可无症状。

(3)刺激炎症期　异物刺激呼吸道黏膜,诱发炎症反应,可引起咳嗽、痰多、肺不张、肺气肿等症状。

（4）并发症期　异物阻塞导致通气障碍及缺氧,可导致肺循环阻力增加,左心负荷加重,表现为呼吸困难、心力衰竭,从而引起肺不张、肺气肿、气胸、纵隔或皮下气肿。

（5）喉异物　异物进入喉内时,可出现反射性喉痉挛,从而引起吸气性呼吸困难和剧烈的刺激性咳嗽。如果异物停留于喉入口,则可出现吞咽痛或咽下困难。如异物位于声门裂,异物大者出现窒息；异物小者出现呛咳及声嘶、呼吸困难、喉鸣音等。如异物为小膜片状贴于声门下,则可只有声嘶而无其他症状。如果是尖锐异物刺伤喉部,还可发生咯血及皮下气肿。

（6）气管异物　异物进入气道立即发生剧烈呛咳,并有憋气、呼吸困难等症状。随着异物贴附于气管壁,症状可暂时缓解。若异物轻而光滑,并随呼吸气流在声门裂和支气管之间上下活动,则可出现刺激性咳嗽,闻及拍击音。气管异物可闻及哮鸣音,两肺呼吸音相仿。如异物大,阻塞了气管,可导致窒息,危及生命！

（7）支气管异物　早期症状和气管异物相似,咳嗽症状较轻。植物性异物,支气管炎症多数症状明显,即咳嗽、多痰。呼吸困难程度与异物部位及阻塞程度有关。大支气管完全阻塞时,听诊患侧呼吸音消失；不完全阻塞时,可出现呼吸音降低。

4. 小儿气道异物的护理要点有哪些?

如果发现小儿有气道异物,首先是要安抚患儿,使其保持安静,避免哭闹、活动,以减少氧耗；分散其疼痛注意力,给予患儿鼓励,使其放松心情,增强信心。保持患儿上身直立或半卧位,不宜平卧,防止异物上下活动卡在声门,导致突然窒息。严密观察呼吸、咳嗽等情况,判断异物所在部位及运动情况。观察患儿面色、神志及呼吸情况。进行手术治疗的气道异物患者,术后应注意观察患者的生命体征变化。

5. 怎样预防小儿气道异物?

小儿气道异物重在预防,家长首先要教育儿童,不要养成口内含物的习惯。当孩子口中含有食物的时候,不要引逗他们哭笑、说话或惊吓,以防将食物吸入气管。还应将儿童容易吸入的小物品,放在其拿不到的地方。孩子呕吐时,应该把他的头偏向一侧,使其容易吐出,防止吸入气道。如果咽部有异物,禁止用手指掏取,也不可用吞咽大块食物的方法将异物咽下去,应设法催吐。其次,家长及保育员应时刻看护好儿童,不要让3岁以下儿童吃瓜子、花生等干果类、豆类等食物,并将此类食物置于儿童不易拿到的地方。另外,给婴幼儿用奶瓶喂奶时,要注意橡皮头孔眼不要过大,防止吸奶过急,导致误吸。喂奶次数及喂奶量不要过多,宝宝哭闹时不要喂奶。喂奶后也不要过早地翻动宝宝,最好把宝宝竖起来,轻轻拍打其背部。宝宝"打嗝"后,再放回床上,防止呕吐误吸(图17)。

宝宝发生气道异物时的急救方法

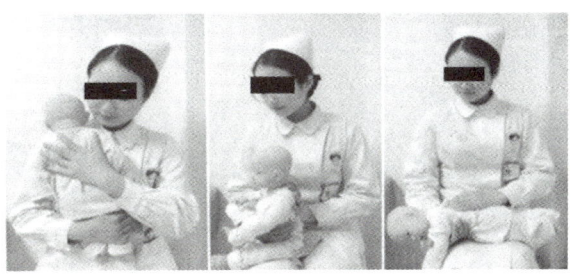

图17 宝宝喂奶后拍背的方法

6. 宝宝发生气道异物该怎样急救?

如果宝宝发生了气道异物,家长一定要保持镇定,切勿恐慌,急救的同时,还要及时到医院就诊,寻求医生的帮助,方能防止危险发生!急救方法介绍如下。

(1)海姆立克急救法 适用于3岁以上的儿童。海姆立克手法具体操作是:一只手握拳,将握拳的拇指放在患者腹部中央,即肚脐稍上方、恰在剑突顶端下方,另一只手抓住拳头,并对患者腹部快速向上按压。重复快速按压动作,直至异物吐出,或者患者症状缓解,没有不适。

海姆立克急救法

（2）五次拍背法　适用于婴幼儿。将患儿的身体俯于救护者的前臂上，头部朝下，救护者用一只手支撑患儿头部及颈部；用另一只手掌掌根，在患儿背部两肩胛骨之间拍击五次（图18）。

（3）五次压胸法　婴幼儿气道异物，经五次拍背法急救后，堵塞物仍未排除，可实施五次压胸法。具体方法是将患儿翻转过来，面朝上，依然保持头低于躯干的体位，用手固定好患儿的枕部，保证患儿的安全。在两乳头连线中点的胸部下半部分，进行五次快速的胸部按压（图19）。拍背法与按压法可重复进行，直至异物排出。

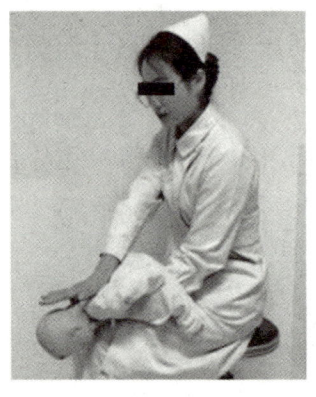
图18　五次拍背法

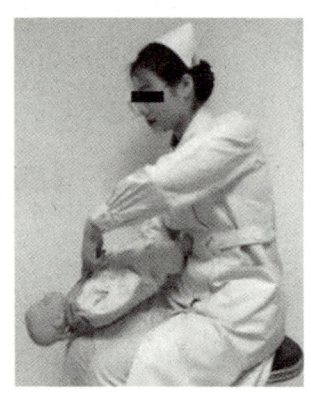
图19　五次压胸法

（4）手术治疗　如果经上述方法仍然无法排出气道异物时，可进行手术治疗。

手术方法主要有经直接喉镜异物取出术、经支气管镜异物取出术、纤维支气管镜或电子支气管镜异物取出术，以及开胸异物取出术。

经直接喉镜异物取出术：适用于气管内活动的异物。

经支气管镜异物取出术：适用于直接喉镜下不能取出的气管异物及绝大多数支气管异物，适合在全身麻醉下进行手术。

纤维支气管镜或电子支气管镜异物取出术：适用于取出位于支气管深部小的金属异物。

开胸异物取出术:适用于支气管镜下难以取出的较大并嵌顿的支气管异物。

(阎 妍 王 莉 焦静利)

(四)预防食管异物

食管异物是指由于误服、食管狭窄、食管团块嵌顿于食管,以及其他某些特殊原因,如精神异常吞咽异物等,是仅次于消化道出血的内镜急症之一。常表现为食管异物感、吞咽困难、胸骨后疼痛等,多见于老人和儿童。食管异物的并发症较多,一经确诊需立即处理。及时恰当的处理是治疗的关键,如若处理不当,一旦异物导致食管穿孔,可引起严重并发症,甚至危及生命。所以,当我们面对食管异物时,一定要及时做出正确的处理。下面我们就来了解一下关于食管异物方面的知识。

1. 引起食管异物的原因有哪些?

儿童与成人食管异物的原因不尽相同,下面我们分别叙述。

(1)儿童食管异物常见原因 儿童食管异物高发年龄在1~3岁,这是因为婴幼儿的口周神经比手部神经发育快,喜欢用嘴巴和舌头去认识新事物,但婴幼儿对事物的识别能力又不强,很容易将物体误吞。儿童天性顽皮好动,喜欢把硬币或其他小物品放入口中,偶有不慎即可吞入食管。幼儿吞咽功能不健全,当食用带有骨、刺或有核类的食物时,也会不慎咽下。儿童进食哭闹或嬉戏时,易将口内食物囫囵咽下,或将异物误咽。磨牙不全时,食物未经很好咀嚼即被咽下,也会造成食管异物。

(2)成人食管异物常见原因 饮食过急或进食时精神不集中,使鱼刺、鸡骨、肉骨等,被误咽入食管。义齿过松、食物黏性过大或口腔黏膜感觉减退,使义齿脱落随食物进入食管。睡眠时义齿脱落误咽入食管。掺杂于食物中的细小核、骨、刺等,被误咽入食管。食管本身存在管腔狭窄、痉挛等疾病、吞咽功能失调、咽部感觉减退而造成误咽。不良劳动习惯,如木工、鞋匠或装修工将钉、螺丝等含在口中不慎吞入。神志因素如在醉酒入睡、昏迷、麻醉状态时,容易发生误吞、误咽。医源性因素如全麻时义齿脱落、镶牙时牙模脱落及插管时套管脱落等造成食管异物。疾病因素如食管肿瘤、食管瘢痕狭窄等,易造成较小食物存留。纵隔肿瘤或脓肿形成占位病变压迫食管,造成食管狭窄,易存留食物或细小异物。神经性病变咽反射消失或吞咽反射减退,也容易造成误吞误咽。

2. 食管异物有哪些症状?

食管异物患者可出现吞咽困难、吞咽疼痛、胸骨后疼痛、呛咳、呼吸困难等症状。具体表现如下。

(1)吞咽困难　胸骨后疼痛发生食管异物时,患者可出现吞咽困难,其程度与异物形状、大小、有无继发感染等有关,严重者饮水也困难,吞咽困难明显时,可伴有流涎、恶心、呕吐等症状。

(2)吞咽疼痛　吞咽疼痛程度因异物形状、大小与性质及有无继发感染等而不同,异物较小或较圆钝时,常仅有梗阻感,疼痛较轻;尖锐异物或有棱角的异物,位于食管入口时,伴有压痛。

(3)胸骨后疼痛　胸段食管异物,则出现胸骨后疼痛并可放射至背部;食管穿孔并发纵隔感染与脓肿时,疼痛加剧,伴有高热。

(4)呛咳、呼吸困难　如异物较大,向前压迫气管后壁,可出现呼吸困难;若发生于小儿,常引起呛咳。

3. 食管异物有哪些并发症?

食管异物可引起的并发症有食管周围炎、肺部感染、颈部皮下气肿或纵隔气肿、纵隔炎与脓肿及出血性休克等。

(1)食管周围炎　食管异物最常见并发症是食管周围炎,多发生于尖形、粗糙不规则异物,或嵌顿于食管时间较长的异物,可发生食管破裂穿孔,致炎症向外扩散,而引起食管周围炎症。感染较重，形成积脓时，称为食管周围脓肿；化脓性炎症经食管后隙侵及咽后隙，可并发咽后脓肿。

（2）肺部感染　当食管异物造成气管-食管瘘及食管狭窄时，会引起饮水呛咳、消瘦，甚至出现肺部感染，引起严重的咳嗽、咳痰、发热等症状。

（3）颈部皮下气肿或纵隔气肿　食管穿孔后，吞咽时空气经穿孔外溢，进入颈部皮下组织或纵隔内，可出现颈部皮下气肿或纵隔气肿，处理及时并无明显感染时，可逐渐自行吸收。

（4）纵隔炎与脓肿　食管穿孔后，炎症可由此扩散至纵隔，形成纵隔炎与脓肿，X射线平片显示为纵隔明显增宽。如果继续发展，还可引起胸膜炎、脓胸、血气胸、心包炎、肺坏疽等严重并发症。

有些尖锐的食管异物还会引起大血管溃破，发生大出血，甚至出血性休克，危及患者生命。

4. 食管异物如何治疗？

如果发生食管异物，一定要及时到医院就诊，尽早在食管镜下取出异物，防止发生并发症，是食管异物的主要治疗原则。

5. 食管镜检查的注意事项有哪些？

食管镜检查时的注意事项有以下几点：①进食后4～6小时内，不宜进行食管镜检查，待胃排空后进行检查较为适宜。否则，在术中可因食物反流误入气管，造成窒息，危及生命。②食管异物虽已诊断成立，但在手术前应再次确定。如果吞咽困难、吞咽疼痛已经消失，则应再次进行食管X射线检查，因有少数食管异物，可自行落入胃内，以免施行不必要的手术，增加痛苦。③麻醉方式选择：一般可在表面麻醉下，进行食管镜检查及异物取出术。但对于颈短、体胖、精神过于紧张或异物较难处理者及儿童患者，则应在全麻下进行手术。④某些呈橄榄形的异物，如枣核等，可能会在钳取过程中，因异物松动随食管蠕动而落入胃内。⑤食管异物患者因不能进食，手术前后需进行补液治疗，维持水与电解质的平衡；

有食管壁损伤或合并感染者,应用广谱抗生素治疗;某些食管壁严重损伤,或疑有食管壁穿孔者,术后还需留置胃管,进行鼻饲,暂停经口进食。

食管上段异物,导致颈段食管周围脓肿或颈部化脓性感染者,应行颈侧切开引流术。确诊为食管穿孔、纵隔脓肿或疑有大血管溃破,以及巨大异物,无法从食管镜下钳取者,需要心胸外科抢救处理。

6.怎样预防食管异物的发生?

预防食管异物的发生,需要注意以下几个方面:①进食切忌匆忙,应细嚼慢咽,忌用带刺或碎骨的鱼汤、鸡汤等与米、面混合煮食。②老年人的义齿(不易钳取)要严防脱落,进食要留心,睡眠前、全麻前应取下,对松动义齿要及时修复。③教育儿童不要将各类物品放入口中玩耍。儿童口内如含有玩物,要嘱其吐出,切忌逗弄嬉笑、哭叫或恐吓。④异物误入食管后要立即就医,切忌用饭团、韭菜、馒头等强行下咽,防止诱发并发症和增加手术难度。

7.发生食管异物该怎么办?

发生食管异物该怎么办

食管异物一经确诊,患者应立即卧床休息,禁食、禁饮。如为尖锐带钩异物,应绝对卧床休息,防止异物移动引起严重并发症。患者要放松心情,避免情绪紧张。同时,应在家属的陪同下,尽快到正规医院就诊。

(王云霞 阎 妍 赵晋平)

(五)慢性咽炎的居家护理

慢性咽炎是临床上常见的呼吸道炎症,为咽黏膜、黏膜下及淋巴组织的慢性炎症。弥漫性炎症常为上呼吸道慢性咽炎的一部分,而局限性咽炎,则多为咽淋巴组织的炎症。主要是表现为咽喉部有异物感、咽腔干燥、痒感、刺激性干咳等症状。慢性咽炎极为常见,多见于成年人,病程长,可持续数月甚至数年,症状顽固,较难彻底治愈。因此,慢性咽炎的居家护理显得尤为重要。下面我们就来简单了解一下慢性咽炎。

1. 引起慢性咽炎的原因有哪些?

引起慢性咽炎的原因分为局部因素、全身因素及过敏因素三大类。

(1)局部因素 急性咽炎反复发作所致,是慢性咽炎的主要原因。上呼吸道慢性炎症刺激,如各种鼻部及呼吸道慢性炎症,长期张口呼吸及炎性分泌物反复刺激咽部,或者是慢性扁桃体炎、牙周炎的影响也可导致慢性咽炎。烟酒过度刺激、粉尘、有害气体的刺激,以及辛辣食物的刺激等,均可引起慢性咽炎。职业因素,如教师和歌唱者,用嗓过度,也容易引起慢性咽炎。

(2)全身因素 如贫血、消化不良、下呼吸道慢性炎症、心血管疾病、内分泌功能紊乱、维生素缺乏及免疫功能低下等,亦可引起慢性咽炎。

(3)过敏因素 吸入性变应原、药物、工作环境中的化学刺激物及食物变应原等,都可引起慢性咽炎。

2. 慢性咽炎有哪些类型?

慢性咽炎分为慢性单纯性咽炎、慢性肥厚性咽炎、萎缩性咽炎及干燥性咽炎、慢性变应性咽炎4种类型。

(1)慢性单纯性咽炎 较多见,病变在黏膜层,主要表现为咽黏膜充血。

(2)慢性肥厚性咽炎 主要表现为黏膜充血增厚,黏膜下有广泛的结缔组织及淋巴组织增生,黏液腺周围淋巴组织增生,形成咽后壁多个颗粒状隆起,又称为慢性颗粒性咽炎。

(3)萎缩性咽炎及干燥性咽炎 临床少见,病因不明。患者常伴有萎缩性鼻炎。主要病理变化为腺体分泌减少,黏膜萎缩变薄。

(4)慢性变应性咽炎 又称慢性过敏性咽炎,主要由于变应原刺激咽部黏膜,多伴发于全身变应性疾病或变应性鼻炎。

3. 慢性咽炎有哪些症状?

慢性咽炎患者一般可出现咽喉部有异物感、咳不出、咽不下。咳嗽频繁,且常伴恶心。鼻咽部(即咽上方,鼻后方的部位)有干燥不适感。常有鼻涕从鼻腔流到咽喉部。严重者有声音嘶哑、咽痛、头痛、头晕、乏力、嗅觉异常、口鼻异味、耳闷胀感、消化不良、低热等全身或局部症状。慢性咽炎的诊断并不难,但是需要注意,许多全身性疾病的早期症状,酷似慢性咽炎。因此,如果出现上述症状,还是应该及时到医院就诊,进行系统检查鼻、咽、喉、气管、食管、颈部乃至全身的隐匿病变,要特别警惕早期恶性肿瘤的发生。

4. 怎样治疗慢性咽炎?

慢性咽炎的治疗主要是病因治疗、雾化吸入及中药治疗。

(1)病因治疗 首先要去除病因,戒除烟、酒,积极治疗急性咽炎,以及鼻和鼻咽部慢性炎症等。改善工作和生活环境(避免粉尘及有害气体)。治疗贫血、消化不良、下呼吸道慢性炎症等全身性疾病,以增强身体抵抗力。

(2)雾化吸入 可以用布地奈德混悬剂进行雾化吸入,每日1次,每次1支,连用10~15天。如果是教师等职业病患者,家中可以自备雾化吸入器,以方便治疗。

(3)中药治疗 可以尝试中药治疗,如服用一些中草药,如胖大海、金银花、麦冬等,或者选择中成药,如甘橘冰梅片、利咽颗粒、咽炎片、蓝芩口服液等。

5. 慢性咽炎的居家护理有哪些?

慢性咽炎的居家护理,主要是避免急性咽炎反复发作。保持室内合适的温度(18~20 ℃)和湿度(50%~60%),避免接触粉尘、有害气体、刺激性食物等,保持室内空气新鲜。早晨、饭后及睡

慢性咽炎的居家护理

前漱口、刷牙,保持口腔清洁,避免长期过度用声。进行适当体育锻炼,保持健康规律的作息。清淡饮食,多食新鲜蔬菜及水果,如橘子、橄榄、鸭梨、青果等。积极治疗和预防鼻咽部的慢性炎症,以及可能引起慢性咽炎的局部相关疾病,如慢性鼻炎、鼻中隔偏曲、慢性鼻窦炎、腺样体肥大、慢性扁桃体炎、口腔疾病、胃食管反流等,防止慢性咽炎发生。

(阎 妍 王 莉 鲁丽琴)

(六)喉痉挛

喉是呼吸道的门户,如果喉部肌肉反射性痉挛收缩,导致声带内收、声门部分或全部关闭,从而出现不同程度的呼吸困难,甚至完全性的呼吸道梗阻。轻者可表现为轻微呼吸性喘鸣,重者可出现完全性上呼吸道梗阻,导致窒息死亡!因此,我们需要了解喉痉挛,学会喉痉挛的自救与他救。

1. 喉痉挛发作的原因有哪些?

喉痉挛发作的常见原因有药物过敏反应、气道内分泌物、返流的胃内容物及气道操作、放置口咽或鼻咽通气道、气管插管或拔管对咽喉部产生的刺激所致。还可见于吃饭时说笑,食物、汤液误入气道,引发呛咳,从而引起喉痉挛,导致患者声门闭锁,既吸不进气,也呼不出气,不能说话,濒临窒息。喉痉挛发作的具体原因,有以下几个方面。

(1)局部刺激 局部刺激引起的反射性喉痉挛,最常见于进行喉部检查或治疗时、异物通过或存留于喉部时、急性或亚急性喉炎、声带边缘的肿瘤、悬雍垂过长等,均可发生反射性喉肌痉挛。

(2)喉痉挛还可能与血钙含量过低有关 多发于体弱、营养不良或佝偻病患者。

（3）上呼吸道或消化道疾病　常为本病的诱因。如鼻部疾病、腺样体肥大、慢性扁桃体炎、肠道寄生虫病及便秘等，均可诱发喉痉挛。

（4）喉返神经受刺激　颈部或纵隔淋巴结肿大、肿瘤、主动脉瘤、肺结核等，可致喉返神经受刺激。甲状腺手术时损伤喉返神经，除可能引起喉麻痹外，还可导致喉痉挛。

（5）神经功能性疾病　癔症患者常反复发生喉痉挛样表现。

（6）其他　精神紧张、过度疲劳、烟酒过度、焦虑等因素，也可诱发喉痉挛。

2. 喉痉挛发作时有哪些症状？

喉痉挛发作时，可出现骤然发作的呼吸困难、吸气粗、长伴喘鸣、呼气呈断续的犬吠声，患者易惊慌失措。且常伴有痉挛性咳嗽或痉挛性失声，大多时间短暂，可在做一深吸气后发作终止，而呼吸恢复正常。有时喉痉挛发作时极似癫痫，初感喉部灼热不适，继之出现痉挛性咳嗽、眼花缭乱、眩晕倒地、面色苍白或充血、面部及手足抽搐、舌部可被咬伤，短暂（数秒）的意识丧失后清醒。喉部检查：可见声带充血，其余正常。喉痉挛发作次数不定，有毕生仅发作一次者，预后较好。患者常在夜间突发吸气性呼吸困难，伴吸气性喘鸣、面色发绀、惊恐不安，重者可大小便失禁。每次发作时间很短，患者常在呼吸最困难时，做一次深吸气，症状立即消失，但可连续发作。每次发作后，患者又可入睡，翌晨醒后，呼吸如常。发作时及病后均无声音嘶哑和发热现象。喉镜检查，多无异常发现。

3. 喉痉挛有哪些治疗方法？

喉痉挛的治疗方法，主要是针对病因进行治疗，同时进行对症处理，对精神因素引起者，可向患者说明此病特征，每当喉痉挛发作时，必须保持镇静，闭口用鼻缓缓呼吸，发作常可自行缓解。在喉痉挛发作时喝点热水、颈部热敷或吸入亚硝酸异戊酯等，也可使痉挛缓解。若为器质性疾病引起者，除对病因治疗外，须考虑做气管切开术,防止发生窒息。如有喉、气管的炎症,应予以抗菌治疗,并同时使用止咳、镇静剂,排除喉部的刺激因素。喉痉挛发作时,将开口器置于口内,以免咬伤舌部,并可吸入亚硝酸异戊酯,以缓解症状。反复发作者,亦可用"单声换气咳嗽",来控制连续性的剧烈阵咳。即在每一声咳嗽后吸气,以减低胸内压力,中断恶性循环。发作时需将患者衣服松解,叩击背部或拽引舌部,均可使痉挛缓解。改善患者健康及营养状况,多晒太阳,补充维生素 A、维生素 D 等也很重要。临床上也常用喉上神经封闭术治疗,可有效减少喉痉挛的发作频率,它是通过往神经上注入利多卡因和激素类药物,降低其发作频率,这种治疗方法,治疗效果较好。需要注意的是:治疗后半个小时之内,需要进行进一步的观察,在此期间患者不能进食饮水。

4. 怎样预防喉痉挛?

喉痉挛的预防,主要是消除诱因,治疗原发病,减少咽喉刺激。日常生活中注意忌食辛辣、刺激、生冷食物,以减少对咽喉的不良刺激,防止喉痉挛发生。

5. 突发喉痉挛时如何自救?

喉痉挛发作时,声门紧闭,呼吸困难。自救原则主要是去除诱因,打开气道,保持呼吸通畅。发生喉痉挛时,不要惊慌,应立即坐起尽量深吸气,可使症状减轻。也可以喝点热水,或用湿热毛巾热敷颈部,有助于解除痉挛。如果身边有人,应求其帮助。救助者可用两手手指并拢,手指隆起,手指关节微屈呈 120°,空心状,叩击患者背部,伴随深吸气,可有效缓解喉痉挛。喉痉挛发作时,患者要始终保持镇定,放松心情,也有助于喉痉挛的缓解。

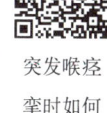

突发喉痉挛时如何自救

喉痉挛发作时,可导致呼吸困难,甚至危及患者生命。所以,当喉痉挛发作时,一定要及时送医治疗,以确保生命安全,减轻疾病对健康的影响。

(王云霞 阎 妍 鲁丽琴)

(七) 了解急性会厌炎

急性会厌炎虽为喉科急重症,但大多数人对它却很陌生,有些人甚至都没听说过"急性会厌炎"这个词。但是,只要体验过一次急性会厌炎,那种伤害,一辈子都会刻骨铭心。

1. 什么是急性会厌炎?

急性会厌炎起病急,发展迅速,极易导致上呼吸道梗阻。全年均可发病,以冬春季节为多,多见于儿童、老年人等抵抗力低的人群。是耳鼻喉科最凶险的急症之一。

(1) 会厌在哪里呢　会厌,其实就是上呼吸道的一个结构,它位于喉的上部,是喉的软骨之一,呈叶片状,像一个盖子一样处在气管与食管的交叉处。会厌软骨就像一片树叶,随着人的吞咽动作可活动,吃东西或喝水时,会厌软骨可盖住气管,使水和食物只能进入食管。当人呼吸时,会厌软骨又会弹开,保证气管通畅,呼吸顺畅。当患有急性会厌炎时,会厌软骨组织可肿大,严重时可形成脓肿。如不及时治疗,可直接导致红肿部分阻塞气管,危及患者生命,甚至窒息死亡。

(2) 千万别把悬雍垂当成会厌　有人会自以为是地说:"我知道会厌在哪里,张开嘴照镜子,嗓子深处那个下垂的小舌头,不就是会厌吗?嗓子痛时,张嘴照镜子看看,不就一目了然啦。"这其实是不对的!嗓子深处那个下垂的小舌头并不是会厌,而是悬雍垂(图20)。会厌还在下方,照镜子是看不见的。只有用喉镜检查,才能看到会厌。所以,门诊医生看病,如果不用喉镜检查,是难以发现会厌病变的。

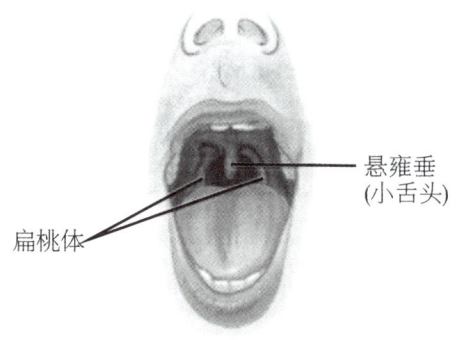

图 20　悬雍垂的位置

2. 为什么会发生急性会厌炎？

发生急性会厌炎的原因很多,如感染、酗酒、吸烟、劳累、受凉、喉部外伤、过敏反应、临近器官的炎症等,都可诱发急性会厌炎,下面我们就来一一介绍。

(1)感染　感染为急性会厌炎最常见的原因。过去,最常见的致病病原体是乙型流感嗜血杆菌,但在欧美国家针对该病原菌研发疫苗以后,由乙型流感嗜血杆菌导致急性会厌炎的数量已逐渐减少。严重的细菌或病毒感染,如流感、感冒等,可引起急性会厌炎发生。

(2)诱因　酗酒、吸烟、劳累、受凉等原因,也可诱发急性会厌炎。

(3)喉部外伤　如热损伤(高温饮品、吸入蒸汽等)、机械损伤(异物外伤、鱼刺、碎骨刺入、医源性器械损伤等)、化学损伤(刺激性有害气体、刺激性食物等)、放射线损伤等,都可引起会厌黏膜的炎性病变,继而水肿。

(4)过敏反应　由于饮食、药物或虫咬等,对某种变应原发生反应。全身性的变态反应,也可以引起会厌区黏膜的高度水肿。

(5)临近器官的急性炎症　如急性扁桃体炎、咽炎、口底炎、鼻炎等,可以蔓延而侵及会厌黏膜,引起水肿,导致急性会厌炎。

（6）其他　急性会厌炎还可继发于急性传染病后。

3. 急性会厌炎有哪些症状？

急性会厌炎起病急骤，病情进展非常迅速，主要表现为全身中毒症状、咽喉疼痛、吞咽困难及呼吸困难等，幼儿患者常常更加危重。

（1）全身症状　急性会厌炎发病时可有发热、乏力，体温为 38～39 ℃、咳嗽、畏寒、头痛、言语含糊不清似口中含物、四肢发冷、血压下降、出冷汗等症状。多数患者还会伴随着呼吸困难、伴有高调吸气性喘鸣音、面部青紫等症状。如病情恶化可在短时间内迅速窒息。

（2）局部症状　局部症状主要是咽喉疼痛、吞咽困难、呼吸困难、发音含糊等。

（3）咽喉疼痛　为首发症状，咽痛剧烈，吞咽时加重。

（4）吞咽困难　轻者有咽部阻塞感，重者饮水呛咳。

（5）呼吸困难　因会厌肿胀，严重时可引起吸气性呼吸困难。

（6）发音含糊　因会厌肿胀而发音含糊不清，但很少出现声音嘶哑。

急性会厌炎往往起病急骤，如果出现上述症状，一定要及时到医院就诊，早发现、早治疗才是关键。

4. 急性会厌炎如何治疗？

急性会厌炎是喉科的急危重症。出现急性剧烈喉痛，或任何提示有呼吸困难的表现，怀疑是急性会厌炎的患者，都应及时到医院就诊。发病 24 小时以内的急性会厌炎患者，需要留院观察，密切观察呼吸变化。在药物治疗的同时，还需要做好建立人工气道的准备。

治疗原则包括保持呼吸道通畅，以及控制感染。其治疗方法，主要包括药物治疗、手术治疗和支持治疗。

（1）药物治疗　主要是糖皮质激素、抗生素应用，以及局部雾化吸入治疗。

糖皮质激素：糖皮质激素有治疗和预防会厌黏膜水肿的作用，同时又有非特异性抗炎、抗过敏、抗休克等作用。早期与抗生素联合使用。

抗生素：抗生素应用的原则，是早期、足量、全身用药。主要是应用能针对乙型流感嗜血杆菌感染的广谱抗生素，静脉滴注，病情稳定后改口服抗生素。

局部用药：局部可应用抗生素雾化吸入，以减轻局部水肿，促进炎症消退。

（2）手术治疗　手术治疗方法包括脓肿切开引流术、经口或经鼻气管插管、环甲膜切开术、气管切开术等。

脓肿切开引流术：如有局部脓肿形成，可进行切开引流，有利于迅速控制感染，并可减少抗生素药物的用量，减轻毒血症，缩短病程。如感染灶尚未局限，不可过早进行切开，以免炎症扩散。

经口或经鼻气管插管、环甲膜切开术、气管切开术：主要是建立人工气道，以畅通呼吸、解除呼吸困难、防止窒息发生。

（3）支持治疗　氧气治疗，以改善通气不足及全身缺氧情况。进食困难者，需进行静脉补液等支持治疗。

5. 如何预防急性会厌炎？

急性会厌炎发病急骤，进展迅速，多见于儿童、老年人等抵抗力低的人群。容易导致上呼吸道梗阻，是耳鼻喉科最凶险的疾病之一。所以，做好预防工作至关重要！

急性会厌炎的预防，首先是平时要注意劳逸结合，适当加强锻炼，增强体质，以提高机体抵抗力。生活规律，饮食有节，起居有常，不要熬夜，避免受凉。保持口腔卫生，戒除烟、酒。忌食辛辣刺激性食物。多吃梨、西瓜、冬瓜、莲藕、白萝卜、大白菜、银耳等，能滋润咽喉的水果和蔬菜。

其次，在感冒流行期间，尽量减少到人口密集且密闭的公共场

如何预防急性会厌炎

所,如商场、电影院等,特别是不要接触流感患者,以减少感染的机会。冬天既要注意防寒保暖,又要保持居室空气新鲜流通,以防止上呼吸道感染的发生。

还要警惕食物、药物过敏,不要干吞药片,不要吃过热食物。尽量避免有害气体刺激及放射线的损伤等。及时治疗会厌邻近器官的急性炎症,防止感染蔓延。另外,糖尿病患者还要注意控制血糖。

要积极进行预防接种,儿童可注射乙型流感嗜血杆菌疫苗,以预防该病原的感染。成人则不推荐注射,除非是免疫力低下的特殊人群,如镰状细胞贫血、脾切除术后、肿瘤等影响免疫功能的情况。

6. 急性会厌炎有哪些护理要点?

急性会厌炎的护理,首先是要注意保持呼吸道通畅。患者要避免用声过度,说话过多,不高声或长时间讲话。注意选择营养丰富的流质或半流质饮食,不可进食坚硬、油炸、过热及刺激性食物,多食新鲜蔬菜水果。做好口腔护理,促进伤口愈合。合理应用抗生素。保持居室空气清新、流通,避免有害气体的刺激。保持情绪稳定,心情舒畅。

急性会厌炎发病急骤、来势凶猛、发展迅速,如果处理不及时,可在短时间内引起呼吸梗阻,甚至窒息死亡。所以一旦出现急性会厌炎的症状,一定要及时就医!切莫大意!

(王 莉 阎 妍 赵晋平)

(八)小儿急性喉炎不容小觑

小儿急性喉炎是指小儿声门下区的喉黏膜急性炎症,常见于冬、春季节。多继发于受凉后的急性鼻炎、咽炎等上呼吸道感染,也可为流感、麻疹、百日咳、猩红热等急性传染病的前驱疾病。是婴幼儿耳鼻喉疾病中十分凶险的急症。小儿急性喉炎大多起病急,病情进展快,如果未得到及时有效的诊治,后果十分严重,甚至危及患儿生命!所以,我们要对小儿急性喉炎有所了解,尤其是家有宝宝的家长,更应掌握小儿急性喉炎的知识,一旦孩子出现急性喉炎症状,能够及时做出正确处理,防止严重不良后果发生。

1. 小儿为什么容易发生急性喉炎?

小儿之所以容易发生急性喉炎,主要是由于小儿的咽喉解剖结构及其生理特点决定的。

原因:①小儿喉腔狭小、喉内黏膜松弛、喉黏膜下淋巴组织丰富,炎症易导致局部黏膜肿胀,造成喉腔狭窄、出现呼吸困难。②小儿喉软骨柔软、黏膜及黏膜下层附着疏松,炎症易于蔓延。③小儿咳嗽反射差、分泌物不易咳出。神经系统不稳定,易受炎症激惹发生喉痉挛。④小儿由于自身免疫力差,更容易发生急性喉炎。

2. 小儿急性喉炎为什么比成人严重?

小儿急性喉炎症状较成人严重,是由于小儿抵抗力弱,喉腔狭小,会厌、舌面、声门下等组织松弛,淋巴组织丰富,有炎症时声门下区炎性水肿较显著,容易发生喉阻塞。还因为小儿神经系统不稳定,咳嗽反射功能差,不易将下呼吸道分泌物及时咳出,受刺激后容易发生喉痉挛,使呼吸困难加重,故小儿急性喉炎的病情,远较成人严重。如若诊治不及时,可能危及患儿生命。

3. 小儿急性喉炎有哪些临床表现?

小儿急性喉炎的临床表现主要是咳嗽、声音嘶哑、喉痛、呼吸困难。

(1)咳嗽 为阵发性、犬吠样咳嗽,且夜间加重,这是小儿急性喉炎的重要特征之一。这种咳嗽是由于咳嗽时,气流一下通过狭窄水肿的喉部引起的,声音厚重,与普通的咳嗽极易区别。

（2）声音嘶哑　婴幼儿由于不能用言语表达，常表现为哭闹、哭声沙哑，甚至失声。

（3）喉痛　婴儿表现为拒食、拒乳、哭闹不安。

（4）呼吸困难　婴幼儿由于喉腔特殊的解剖生理特点，容易并发喉梗阻，可出现吸气性呼吸困难、三凹征（即吸气时胸骨上窝、锁骨上窝、肋间隙及上腹部软组织凹陷）、吸气性喉鸣等临床特点，严重者还可出现面色苍白、呼吸无力，甚至窒息死亡。间接喉镜检查，可见声带和喉黏膜弥漫性充血、肿胀。

4. 小儿急性喉炎如何治疗？

小儿急性喉炎的治疗关键，是尽快解除喉梗阻，及早使用有效、足量的抗生素控制感染；应用糖皮质激素以抗炎并减轻喉头水肿，还要进行氧气吸入、解痉祛痰药物应用等。超声雾化药物吸入，也可减轻局部症状。对于出现极度呼吸困难，甚至窒息的患儿，需立即进行气管切开手术，以保持气道通畅。

5. 怎样预防小儿急性喉炎？

预防小儿急性喉炎的发生，首先是要增强小儿体质，提高其抗病能力，平时多带孩子进行户外活动，多晒太阳。同时，还要注意气候变化，及时增减衣服，避免外感风寒。其次是在流行性感冒流行期间，尽量减少到人口密集且密闭的公共场所，如商场、电影院等，以防感染。还要注意让孩子合理饮食，规律作息，避免受凉。尤其在睡眠时，避免空调或电风扇直接对着孩子吹风。房间要注意经常开窗通风，保持室内空气新鲜。另外，注意及时治疗感冒，对于反复发作的扁桃体炎也应彻底治疗。

6. 怎样护理急性喉炎患儿？

家长在护理急性喉炎的患儿时，需要做好以下几个方面。

（1）按时服药　遵医嘱服用抗生素、糖皮质激素等药物治疗，以控制感染、减轻喉头水肿、缓解症状。有些家长一听激素两字就

小儿急性喉炎的家庭护理

很紧张,其实大可不必。一般急性喉炎只需用激素3~5天,而且用量不大,但效果显著。家长千万不要因为对激素一知半解,而不给患儿使用,导致病情加重,延误治疗。

(2)雾化吸入　小儿急性喉炎,应用超声雾化吸入,可有效减轻局部症状。

(3)保持室内空气清新　温湿度适宜,以减少对喉部的刺激,减轻呼吸困难的症状。

(4)合理饮食　清淡饮食,注意进食高热量、高蛋白、高维生素食物,多饮水。

(5)安抚患儿　尽量使其减少哭闹,保持安静休息,尽可能避免发声,以促进声带恢复。

(6)体位　患儿取平卧或半卧位,注意观察其呼吸、心率等情况,发现异常及时处理。如果出现呼吸困难,需立即送医处理。

(李丹丹　王云霞　王　莉)

(九)声带小结

教师被誉为"人类灵魂的工程师",我们每个人都在教师的言传身教中逐渐成长。但成年累月的教学工作,也让很多教师的声音不再洪亮,有些苦不堪"言",其中,声带小结就是元凶之一。

1. 什么是声带小结?

声带小结又称教师小结、歌唱小结等,是声带的一种特殊炎症表现,多发生于用声过度者,如教师、歌唱者等。声带小结多见于男孩(4岁至青春期)及成年女性,主要症状为声嘶、发声疲劳、音域改变等(图21)。

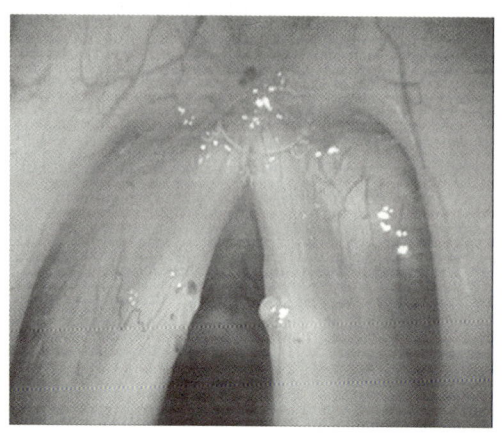

图 21　喉镜下的声带小结

2. 引起声带小结的原因有哪些？

引起声带小结的原因，主要是由于职业的特殊性，工作时必须经常讲话，过度用声，如教师、导游等。还有感冒、急性喉炎、慢性喉炎、鼻窦炎等上呼吸道炎症，也可诱发声带小结。另外，胃食管反流者，声带小结发病率较高。男孩较女孩多见，到青春期有自愈倾向。成年女性发病率又高于男性，50岁以上者少见，可能与内分泌因素有关。

3. 声带小结有哪些症状？

声带小结的主要症状是声音嘶哑、音域改变、发声疲劳及咽喉痛等。

（1）声音嘶哑　发声困难的程度有赖于小结的位置（越靠近声带前部声音嘶哑越明显），早期声音嘶哑为间歇性，休息后可缓解。

（2）音域改变　不能发高音，音域减低。

（3）发声疲劳　早期为间断性。

（4）咽喉痛　患者可同时伴有咽部不适及清嗓等症状。

4. 声带小结如何治疗?

声带小结治疗的主要目的是改善发音、恢复声带的形态和功能。

注意声带休息:不要长时间持续发声。因为我们说话是靠声带的震动发出声音的,声带小结通常多发于声带前中1/3交界处,该区域在发音时的振幅最大,如果发音方法不正确或长时间连续发音,容易损伤此处的黏膜,久而久之易形成声带小结。

进行发音训练:要掌握正确的发音方法,这样声带就不容易疲劳。

手术治疗:如果药物治疗效果不佳,且声音嘶哑症状比较严重,建议您接受微创手术,切除声带小结。此手术是局部麻醉,在间接喉镜或电子喉镜下进行,创伤小、痛苦小、恢复快。您不必恐惧。如果您惧怕手术,也可以住院,在全身麻醉支撑喉镜下进行。手术后您需要禁声1周,以保证声带的正常愈合。如果手术后您能采用正确的发音方法,注意合理用声,声音可恢复如前,依然还会洪亮动听。

用声得当及适度用声,均应根据个人情况而定,说话慢、轻、少,有利于声带的保护。声带小结对身体健康并无影响,但其影响声音质量。经非手术治疗或适当手术治疗,是可以恢复正常声音的。

5. 如何预防声带小结?

声带小结发生主要与用声不当、用声过度、上呼吸道炎症及胃食管反流等有关。所以,预防声带小结要做到以下几点。

(1)保持湿润的口腔环境,注意多饮水,不要在干燥的环境中久留。

(2)戒除烟酒,忌食辛辣、过咸、过甜的食物,少食油煎、炒货食品,多吃新鲜蔬菜、水果,用嗓后忌食冷饮。进食后不要取平卧位。

(3)注意休息,避免劳累,避免剧烈运动。

如何预防声带小结

(4)预防上呼吸道疾病,注意口腔卫生,尽量避免在汽车尾气过多、空气质量不好的地方久留。

(5)注意保护嗓子:用声得当,避免用声过度。

6. 如何保护嗓子?

如何保护嗓子

注意保护嗓子,是预防咽喉疾病的重要措施。注意多喝水,因为水对咽喉起到"润滑"作用,水的温度也需要把控好,尽量选择温水,远离热水、冰水。合理用嗓,日常生活中,避免长时间大声喧哗或叫嚷。如果觉得嗓子发干或者不适,应适量补充水分,并尽量少说话。如果觉得咽喉发干、发涩,也可热敷颈部,即将毛巾用温水浸透后,放于颈部咽喉处热敷5分钟,可促进局部组织血液循环,改善咽喉部的不适症状。嗓子发炎时,可用金银花或者胖大海泡水代茶饮,具有消炎和保护嗓子的作用。忌食辛辣刺激性食物,尤其是当嗓子出现不适时,辛辣会增加嗓子的负担。辛辣刺激性食物不仅仅是指辣椒,也包括蒜、葱、花椒、胡椒等。平时注意休息,劳逸结合,避免熬夜,保障每天充足的高质量睡眠。戒除烟、酒,减少烟、酒对嗓子的不良刺激。不要用声过度,改掉清嗓的习惯,感冒时更要注意休声。教育儿童不要大声喊叫,注意保护嗓子。

(王云霞 王 莉 赵晋平)

(十)了解声带白斑

声带白斑是声带黏膜上皮,由于生长异常或成熟异常,以及过度角化引起的喉炎症改变。因大多伴有不同程度的不典型增生,所以,存在一定的恶变倾向。声带白斑多见于成年男性,与吸烟、嗜酒、喉慢性炎症及维生素A、B族维生素缺乏等因素有关。常被认为是癌前病变,与喉癌发病有关。该病进程缓慢,一般以声音嘶哑为首发症状。数年或十几年后可有癌变。所以,发现声带白斑后,既不可掉以轻心,也不必惊慌失措,声带白斑可以治愈。

1. 声带白斑是什么原因引起的?

引起声带白斑的原因很多,长期吸烟、嗜酒是引起声带白斑的主要原因。有报道称约72%患者长期吸烟,54%患者有嗜酒史,20%的患者存在胃食管反流。可见嗜酒、吸烟及胃食管反流,都是声带白斑的危险因素。同时,声带白斑与慢性喉炎、用声不当及亚健康状态(过度劳累)导致的免疫力下降等也有关系,声带白斑多发生于中年男性。

2. 声带白斑有哪些症状?

声带白斑的主要症状是声音嘶哑,随病变发展而加重。喉镜检查,可见声带表面白色斑块或斑片状病变,多为单个,大小约为数毫米(图22)。病变轻者,白斑质地较软、边界清楚、稍高于黏膜表面。病变重者,白斑呈疣状或颗粒状。伴有糜烂者应警惕恶变。如果发生癌变,可导致声带活动受限。

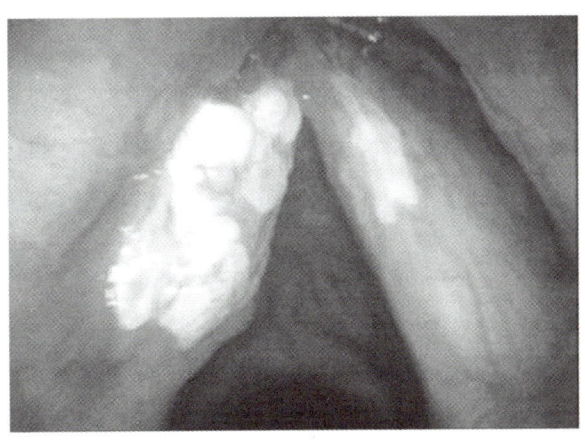

图22 喉镜下的声带白斑

3. 声带白斑需要手术吗?

声带白斑一般可先进行保守治疗,保守治疗1个月后复查喉镜,若喉炎消退,白斑也会随炎症减轻而减少或完全消失。若白斑仍存在,再行手术进一步明确病变性质。

4. 声带白斑会癌变吗?

在合理治疗的情况下,声带白斑癌变发生率并不高,白斑发展也很缓慢,数年或十几年后才有可能癌变,而且并不是所有声带白斑都会癌变。因为两者的病因和发病机制并不相同。

5. 声带白斑如何治疗?

声带白斑一经诊断,应尽快采用手术方法,切除声带白斑,可选择支撑喉镜下进行显微手术。如声带白斑已恶变,可行喉内进路激光切除。一般无癌变的患者,声带白斑切除后预后较好。

6. 声带白斑术后的护理有哪些?

声带白斑术后的护理

声带白斑术后要严格禁声,因讲话过多,不利于黏膜的生长修复。注意防止呼吸道感染,术后遵医嘱应用抗生素,配合雾化吸入治疗。注意观察伤口,通过患者吐出的分泌物,来观察喉部出血情况,注意观察有无咯血。注意多进食富含维生素C的食物,如新鲜蔬菜、水果,忌辛辣或过热、过硬、过咸的刺激性食物。忌冷饮,少食腌制、烟熏食物,多饮水。患者进食时,应细嚼慢咽,注意防止呛咳。声带手术后的患者,应在禁声结束后,开始嗓音训练。戒除烟、酒,用嗓后宜饮温水。

(王　莉　王云霞　阎　妍)

(十一)正确进行雾化吸入

雾化吸入是利用压缩空气的压力,将药物溶液雾化成细小的雾粒或微粒。这些雾化颗粒或微粒悬浮于气体中,随患者吸气的过程,进入呼吸道和肺部并沉积,达到治疗目的。急性会厌炎,声带水肿,声带小结,急、慢性咽炎,急性喉炎等疾病常用此法治疗。

1. 雾化吸入目的是什么？

雾化吸入可使药物直接作用于呼吸道及肺部,具有较全身药物用量小,不良反应少,效果好等优点。常用于治疗呼吸道疾病。雾化吸入的目的有解痉、消炎、减轻水肿、稀释痰液、帮助祛痰等。

2. 雾化吸入需准备哪些用物？

空气压缩雾化吸入机、长橡皮管、喷雾器、一次性口含嘴、雾化药物、5毫升注射器等。

3. 雾化吸入的常用药物有哪些？

常用药物：雾化吸入的常用药物有抗生素类药物、解痉类药物、祛痰药物及激素类药物等。

抗生素类药物：如卡那霉素、庆大霉素等。

解痉类药物：如氨茶碱、舒喘灵等。

祛痰类药物：如α-糜蛋白酶、易咳净（痰易净）等。

激素类药物：减轻上呼吸道局部水肿,如地塞米松等。

4. 怎样正确进行雾化吸入？

首先要仔细核对、检查药物,然后将雾化药物注入雾化器内,用橡皮管连接好雾化器、喷雾器和一次性口含嘴。雾化吸入前要清除口腔分泌物、食物残渣等。雾化吸入时取坐位,打开雾化器开关,将口含嘴放入口腔深部,以不刺激咽腔为宜。闭紧口唇,保持喷雾器竖直向上,缓缓吸气、用鼻呼气,使药液气雾随呼吸进入喉部及气管。雾化吸入过程中如有不适,应停止雾化,及时告知医务人员。吸入完毕后,关闭开关,最后用0.9%氯化钠溶液或温开水漱口。婴幼儿患者在治疗前30分钟避免进食过多。雾化吸入药物每次用量3～5毫升,若药物容量不足,可用生理盐水稀释。雾化吸入时间,每次10～15分钟。声带充血或水肿患者,雾化吸入

怎样正确进行雾化吸入

治疗后,禁食辛辣刺激性食物,戒除烟、酒,还要注意休声,以提高治疗效果。

(王云霞 阎 妍 赵晋平)

(十二)气管套管的护理

1. 什么是气管套管?气管套管有哪些作用?

气管切开术作为重症患者常见治疗手段,在重症患者的抢救及治疗中发挥着极其重要的作用,气管切开术后气管内放置的气管套管,作用是以维持气道、肺和外界的相通,给患者更多的时间治疗肺及气道的疾病,直至康复后拔出。

作为置入人体气管内的气管套管,与术后患者的生活质量密切相关。部分气管切开术后的患者,需要长期带管,甚至终身带管,因此,对长期带管患者进行居家护理,减少气管切开术后并发症的发生及原发病的复发,具有非常重要的意义。气管套管由内管、外管和管芯组成。

2. 气管套管需要更换吗?

气管套管置入气道内,是痰液排出的通道,而且与外界长期相通,为避免痰液堵塞内套管及引发新的感染,所以内套管需要定期的清洗、消毒与更换(图23)。一般要求每日应取出内套管清洗、消毒更换3次。并根据痰液多少增减更换次数。如果发现内套管堵塞,需随时清洗消毒和更换。

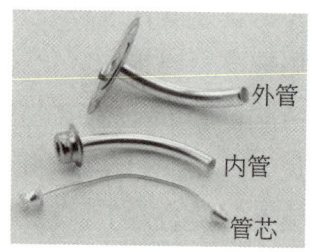

图23 气管套管的组成

3. 怎样取出气管内套管？在家如何清洗与消毒？

(1)气管内套管的取出方法　戴上一次性手套,一只手固定外套管,另一只手直接转动内套管,使内套管的凹槽对准外套管卡口,然后顺套管弧度向外拉出,轻轻取出患者颈部的气管内套管。气管内套管的清洗方法:清洗时,先用软毛刷在流动水下刷洗内套管外侧,需将软毛刷放入套管内反复刷洗。对光查看内套管是否清理干净,直至将残余的痰液、痰痂清理干净,每次需反复检查,以确保内套管通畅。

气管内套管的安装方法

(2)气管内套管的消毒　内套管清洗干净后,需将内套管煮沸消毒,每次煮沸5~10分钟,煮沸消毒完成后,取出待凉,然后将内套管装回。

4. 如何正确安装气管内套管？

(1)气管内套管的安装方法　戴无菌手套,一只手固定外套管,另一只手将内套管对准外套管中间管腔处,并顺套管弧度推进,完全进入后,转动凹槽卡住内套管。患者一般需常规备两只套管,方便更换,防止套管因消毒时间过长,导致再放入困难。

气管内套管的拔出方法

(2)正确更换气管套管纱布垫　气管切开患者伤口处的纱布垫,需要每日更换。患者用力咳嗽或伤口瘘等原因导致痰液、分泌物、食物残渣等污染纱布垫时,应及时更换,以保持伤口清洁、防止感染发生。

5. 带气管套管的患者如何正确排痰？

带气管套管患者需进行有效咳嗽排痰,可进行深呼吸(收缩腹部),在吸气末屏气片刻,再进行短促有力咳嗽。也可由家属叩击背部协助排痰,具体方法:手指并拢呈杯状,手腕部放松,迅速而规律地叩击背部,同时做深呼吸和咳嗽。叩击的方向为从背部两侧向中间及从肺底部(约背部肋骨下缘)向上叩击每次叩击的时间以

正确的叩背方法

10~15分钟为宜,如果患者感到不适,应立即停止叩击。有条件的家庭可备雾化吸入器,每日进行雾化吸入,每次10~15分钟,以湿化气道、稀释痰液,防止痰痂堵塞气道。

6.气管切开术后患者如何进行居家护理?

气管切开患者因抵抗力相对较差,尽量保证患者居住的环境空气新鲜、湿润,房间应每日开窗通风,保持清洁,避免灰尘,维持适宜温、湿度。温度保持18~22 ℃,经常用湿拖把拖地或用空气加湿器,使室内空气相对湿度保持在50%~60%,冬季注意保暖,风沙扬尘天气及流行病期间避免外出,患者尽量少去人群集中地方,如商场、超市等。

加强体育锻炼,可根据自身情况选择合适的运动方式,如短距离的散步、深呼吸运动或简单的上、下肢活动等,均可增强体质,减少呼吸道的感染。

加强营养,宜选用含丰富的蛋白质、维生素、高热量的半流质饮食,避免刺激性食物或过硬食物,防止吞咽时挤压气管造成憋气,诱发呛咳。

保护气管造瘘口周围皮肤:保持造瘘口皮肤清洁,及时清除痰液,气管纱布垫每日更换1~2次,保持其清洁干燥,对造瘘口旁皮肤可定期用0.5%碘伏消毒,以防感染。

注意保持套管系带松紧适宜,防止脱管发生,以能容一指为宜,系于颈部一侧,防止系带过紧影响头部血液循环、过松容易脱落。系带定期更换,潮湿或污染时随时更换。

正确咳痰,痰液咳出困难者需家属给予背部叩击协助排痰,同时观察痰液性质。套管口覆盖湿纱布,湿化气道。

防止异物进入套管,禁止游泳和盆浴。瘘口可用纱布遮盖,可制成围兜式挂于造瘘口前,预防吸入尘土、气管孔干燥、痰液飞溅和异物进入气管引起窒息。按时清洗消毒更换内套管,保持气管套管通畅。每日3次清洁、消毒与更换内套管,儿童气管套管夜间增加一次更换。

更换套管纱布垫时,注意观察伤口及分泌物情况。患者如有异常,需要及时到医院就诊。

7. 气管套管置入后可能遇到哪些紧急情况?如何处理?

气管套管置入后如果遇到一些紧急情况,并且没有进行正确有效的处理,很可能会危及患者的生命,所以掌握各种紧急情况的处理方法至关重要!

下面是气管套管置入后可能遇到的紧急情况及处理方法。

(1) 呼吸困难 患者如果发生呼吸困难,家属应拔出内套管,若呼吸困难缓解则为内套管被分泌物堵塞,应清洗消毒内套管后重新放入;若呼吸困难不能缓解应滴入0.9%生理盐水冲洗吸痰,一般能够解除呼吸困难。若仍不能缓解,应立即到医院就诊。

(2) 脱管 常因固定不牢所致,脱管是非常紧急而严重的情况,要及时送医处理。如不能及时处理将迅速的发生窒息,危及生命!

(3) 伤口出血或痰中带血 患者剧烈咳嗽时,痰中可带少量血丝,如伤口有鲜血或气管套管内涌出大量鲜血则为危险征兆,应立即到医院就诊。

(4) 伤口周围皮肤溃烂 多为套管与分泌物刺激所致。可用0.9%生理盐水棉球擦洗干净,涂以0.5%碘伏,并保持气管纱布垫清洁干燥,常能很快痊愈。若伤口裂开,糜烂发臭,应及时到医院就诊。

(5) 皮下气肿 气肿部位多发生于颈部,当发现皮下气肿时,要注意观察气肿的进展情况,及时请医生查看。

(6) 感染 与室内空气消毒情况、吸痰操作的污染及原有病情有关。发现感染后要及时请医生诊治。

(阎 妍 王云霞 王 莉)

参考文献

[1] 夏寅,林昶. 耳鼻咽喉头颈外科学[M]. 北京:中国医药科技出版社,2016.

[2] 丁淑贞,吴冰. 耳鼻喉科临床护理[M]. 北京:中国协和医科大学出版社,2016.

[3] 阮岩. 中医耳鼻咽喉科学[M]. 北京:人民卫生出版社,2016.

[4] 房民琴,王志英. 五官科护理学[M]. 北京:中国医药科技出版社,2016.

[5] 丁淑贞,吴冰. 耳鼻喉科临床护理[M]. 北京:北京协和医科大学出版社,2016.

[6] 陈国富. 眼耳鼻咽喉科护理[M]. 上海:第二军医大学出版社,2015.

[7] 黄选兆,汪吉宝,孔维佳. 实用耳鼻咽喉头颈外科学[M]. 北京:人民卫生出版社,2015.

[8] 赵长青. 耳鼻咽喉头颈外科疾病问答[M]. 太原:山西科学技术出版社,2014.

[9] 孔维佳,韩德民. 耳鼻喉头颈外科学[M]. 北京:人民卫生出版社,2014.

[10] 田勇良. 耳鼻咽喉头颈外科学[M]. 北京:人民卫生出版社,2013.

[11] 李娜,杜志华. 耳鼻咽喉头颈外科学[M]. 北京:人民军医出版社,2013.

[12] 李学佩. 耳鼻咽喉科学[M]. 北京:北京大学医学出版社,2011.

[13] 郭珏,田俊.气管套管的类型选择及辅助装置的应用现状[J].护理进修杂志,2017,32(20):1847-1848.

[14] 杨洪彬,方莹.小儿食管异物并发症的相关性研究[J].中华消化内镜杂志,2017,34(2):83-84.

[15] 张娜,吴海涛.声带白斑研究进展[J].国际耳鼻咽喉头颈外科杂志,2017,41(5):258-259.

[16] 陈敏.声带白斑病因的研究进展[J].中国眼耳鼻喉科杂志,2016,16(6):442-443.

[17] 徐斌,付勇,舒强.儿童中耳胆脂瘤的临床特点及治疗[J].中华耳科学杂志,2016,14(1):67-68.

[18] 钱敏飞,张华,刘君,等.外耳道胆脂瘤临床特征及治疗[J].听力学及言语疾病杂志,2016,24(2):149-150.

[19] 简洁君,李国义,田磊,等.基于人群自我报告的打鼾习惯与心血管疾病的系统评论及Mata分析[J].医学综述,2016,22(12):2397-2399.

[20] 翟付敏,刘雪双,闫凤云,等.鼾症住院患儿父母对儿童打鼾认知现状及健康教育需求的调查[J].中国实用护理杂志,2016,32(5):364-365.

[21] 陈莉丽,周励,周蓉珏,等.发声训练在声带小结患者治疗中的应用[J].解放军护理杂志,2016,33(11):47-48.

[22] 中华耳鼻咽喉头颈外科杂志编辑委员会.突发性聋诊断和治疗指南(2015)[J].中华耳鼻咽喉头颈外科杂志,2015,50(6):443-445.

[23] 陈金霞,张庆翔,李光飞,等.突发性聋预后相关因素的初步分析[J].听力学及言语疾病杂志,2013,22(1):95-97.

[24] 姚丹丹.外耳道异物的临床护理体会[J].临床护理.2014,11(4):299-300.

[25] 周玉玲,刘树维.外耳道异物分析及取出措施总结[J].临床合理用药杂志.2014,11(7):102-103.

[26] 徐可慰. 外耳道异物诊治方法的临床分析[J]. 临床合理用药杂志, 2014, 4(7): 79-80.

[27] 白素萍, 陈红波, 辛誉伦, 等. 改进鼻腔负压置换疗法用于门诊鼻窦炎患者的效果观察[J]. 护理学报, 2014, 21(6): 60-61.

[28] 谭连丝. 88例小儿急性上呼吸道感染的临床诊治分析[J]. 中国保健营养, 2013, 14(8): 159-160.

[29] 俊景. 小儿急性上呼吸道感染继发急性中耳炎74例分析[J]. 中国现代药物应用, 2013, 7(24): 87-88.

[30] 罗兰霞, 晋献春, 罗海鸥, 等. 门诊喉痉挛患者的急救护理[J]. 中国中医急症, 2013, 11(10): 1815-1817.

[31] 苏惠芹. 电子鼻咽喉镜下声带息肉及声带小结摘除术[J]. 四川医学, 2013, 34(12): 1865-1866.

[32] 安慧琴, 郭明丽, 韩晓丽, 等. 突发性聋患者的心理健康状况分析[J]. 听力学及言语疾病杂志, 2013, 21(3): 294-295.

[33] 陈平, 周津徽. 影响突发性聋患者耳鸣疗效的相关因素分析[J]. 听力学及言语疾病杂志, 2013, 21(1): 37-38.

[34] 赵丹珩, 刘阳, 孙建军, 等. 保留外耳道后壁上鼓室切开软骨重建术治疗中耳胆脂瘤[J]. 听力学及言语疾病杂志, 2013, 21(5): 447-448.

[35] 史霞, 史冬梅. 鼻负压冲洗治疗婴幼儿慢性鼻炎172例[J]. 中国实用医刊, 2013, 40(12): 104-105.